ロコロナという病

Fujii Satoshi
藤井聡

Kimura Moriyo
木村盛世

産経セレクト

S-024

はじめに――「ゼロコロナという病」とは何か？

人は誰でも、何かのリスクが気になり出すと、そのリスクを消したいという願望を持つ存在です。例えば「ある化学調味料には健康リスクがある」という話を耳にした途端、それまで何も気にしていなかったのにいきなりその化学調味料が入っていない食品を選択し始めたりします。

もちろん、そうやって小耳に挟んだくらいでは、一時的に気になるものの早晩忘れ去ってしまうもの。そして忘れた頃にまた別のリスクの話を耳にして、暫くそのリスクを気にかけてしまう、ということが繰り返されたりします。

しかし、朝から晩まで特定のリスクばかりがテレビで取り上げられ、政府や会社や学校の事務方からもそのリスクに気をつけろとばかり言われるような状況下に何カ月も、それこそ一年以上放置されれば、そのリスクを消し去ってしまいたいという願望はどんどん大きくなっていくのも致し方ありません。しかも、そのリスクが自分の命のみならず、人にうつせば他人の命も奪ってしまうかもしれないなんていうことを聞けば、そのリスクを完全に消し去ってしまいたい、ゼロにしたい、っていう願望がどんどん肥大化していくのも致し方ないこととも言えるでしょう。

こうやって今、多くの日本人は「新型コロナ感染症に対する**ゼロリスク**」つまり**「ゼロコロナ」を目指す精神**を幅広く共有するようになってしまっているのです。

しかし、リスクに対する人々の特殊な心理を研究し続けた**「リスク心理学」**と呼ばれる分野では、こうした「ゼロリスク志向」は**深刻な問題**だと捉えられています。

なぜなら私達は、特定のリスクだけでなく、様々なリスクに晒されているからです。様々なリスクに晒されているにもかかわらず、その中のたった一つのリスクだけを過剰に意識し、そのリスクをゼロにするために全精力を傾ければ、必ずそれ以外のリスクが「蔑《ないがし》ろ」にされるのです。その結果、特定リスクについてゼロリスクを必死に求めることで、**人々の安寧ある暮らしが破壊**され、**挙げ句にかえって危機が拡大してしまう**ことすら危惧されるのです。

　しかもゼロリスク心理は、人々の視野を極端に「狭窄《きょうさく》」にさせてしまいます。結果、そのリスクに対する対策についても包括的に考えることができなくなり、恣意的に特定の「対策」にばかり固執し、そのリスクをかえって拡大させてしまう、という著しく不条理な結果をもたらすことすらあり得るのです。

　したがって、ゼロリスクを求める「視野狭窄」な心理は、ある種の**精神医学的な「病《やまい》」**と見なされるのです。

　かくしてコロナにおけるゼロリスクを目指す**「ゼロコロナ」の風潮は、ある種の「病」**の様相を呈しているわけです。

　事実、我が国は、**コロナ対策について「だけ」は過剰とも言える程の注意**が向けられ、様々な対策が続けられている一方、「自粛」をはじめとしたコロナ対策のために広がった失業や倒産、うつ病、そして数千人とも言われる自殺者の増加に対する対策には、さして大きな注意が向けられず、**「コロナ禍」による社会的、経済的被害は、**

拡大の一途を辿ったのでした。さらには、様々なバリエーションが考えられるコロナ対策の中でも、とりわけ**「自粛」だけが過剰とも言える注目**を集め、その合理性や有効性などを度外視して、コロナ感染者数が増えれば「とにかく皆で自粛をすれば良い」という論調が世論を支配しました。その結果、コロナ対策として絶対的に必要な、「コロナ対応病床の拡充」や「水際対策」、さらには「高齢者保護」等の基本中の基本とも言うべき対策がお座なりにされ、**かえってコロナの感染症被害を拡大する**という不条理な帰結をもたらしたのです。

つまり、人々を視野狭窄に陥れる**「ゼロコロナという病」**によって、コロナ感染症被害も、社会的、経済的被害も拡大してしまい、**コロナ禍の被害が爆発的に拡大**していった――それが我が国日本の哀しい現実だったのです。

「緊急事態」と言われる状況では、ゼロリスクを求めすぎだ、その自粛は「過剰」ではないか、といった議論は「不謹慎」と言われがちです。したがってそれがどれだけ合理的理性的なものであってもなかなか広まりません。しかし、緊急事態が解除され、人々が「希望の光」と認識しているワクチン（それが真に希望か否かはさておき）が徐々に普及してくるにしたがって、人々の意識は**「平静」**を少しずつ取り戻していくことになります。

そんな時こそ、改めてコロナに対して私達がどういう態度をとってきたのかを、冷静に、理性的に見つめ直すことができるはずです。もしそんな冷静な議論ができなければ、どれだけワクチンが普及し、重症者数が大幅に抑止されようとも、僅かな感染拡大が確認されるだけでこれからも何度も自粛要請が繰り返されることとなるでしょう。それだけはなんとしても避けねばならない――本書はそういう願いを込めて、出版するものです。

本書は「感染症学」の専門家である木村盛世先生と、「リスク心理学」や各種の社会指標の時系列データを分析しつつ適切な公共政策のあり方を探る「社会工学」を専門とする筆者とで対話した内容をとりまとめたものです。木村先生は当方が内閣官房参与として安倍内閣で政府の危機管理のアドヴァイザーの仕事をしていた頃（2014年）からの知り合いで、各種の感染症問題を中心として様々に情報交換をして参りました。そしてこのコロナが流行し出した昨年（2020年）4月には、双方の専門知識を踏まえつつとりまとめたコロナ対策を提案する学術論文を出版しました。

筆者と木村先生は、そんな交流を通して我々が対峙しているのは表面的にはコロナ感染症であるものの、その実態はまさに**「ゼロコロナという病」**であるという確信の度を深めて行きました。本書はまさに、そうした木村先生と当方が、テレビ等の一般メディアだけでは語り尽くせない問題意識を存分にとりまとめたものとなっています。本書を通して、私達の共通問題意識をより多くの皆様方にも共有頂けることを、筆者の一人として心から嬉しく思っています。

最後に、本書担当の瀬尾友子産経新聞出版編集長、本書出版のきっかけを与えて下さった大阪の朝日放送の『教えて！ニュースライブ　正義のミカタ』のスタッフの皆様をはじめ、関係各位に心より深謝の意を表したいと思います。

皆様、ありがとうございました。

新大阪の駅の待合室にて　２０２１年６月18日

藤井　聡

ゼロコロナという病◎目次

装丁　神長文夫＋柏田幸子
ＤＴＰ製作　荒川典久
帯写真提供　産経新聞社
著者

第1章 コロナ虚言・妄言・暴言

「なんか怖い」

木村　まさか新型コロナウイルス感染症の感染拡大から一年も経って、まだ「自粛はどこまで必要か」「コロナはどれくらい怖いのか」という話をするとは思いませんでした。まるでデジャブのように、昨年と同じ話が繰り返されています。

くわえて、変異株が出現しました。変異株の取り上げ方は、尋常ではないように感じます。それはメディアだけに限りません。私は都内に住んでいますが、改札を出ると、「東京都」のゼッケンをつけた都の職員、ある日は東京消防庁の職員が、ビラを配りながら叫んでいます。その内容が、「現在、緊急事態宣言が出されています。不要不急の外出を控えて下さい」と、ここまではいいのですが、「感染力が高い変異株が流行しています。変異株は、若い人がかかると、重症化する可能性があります」というもので、これを繰り返しているのです。間違いか、と言われればそうではないですが、危険性を誇張しすぎています。

厚生労働省のグラフ（図1）から分かるように、2021（令和3）年5月26日時点で、すでに変異株が流行していますが、若い世代の死亡は極めて稀《まれ》で、死亡する人の平均年齢は概ね80代です。

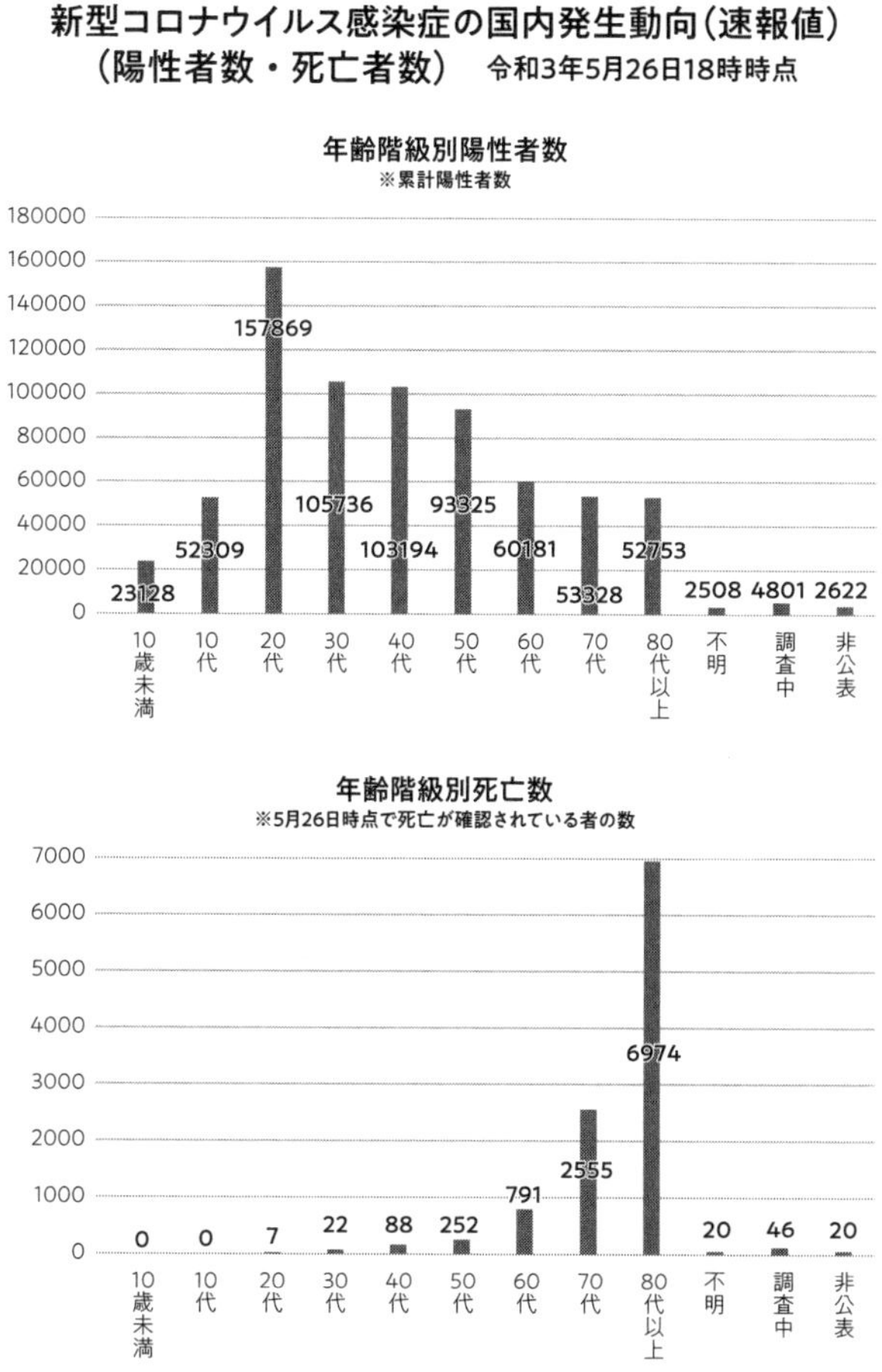

図1　新型コロナウイルス感染症の国内発生動向（陽性者数・死亡者数）
（出典：厚生労働省）

改札でビラ配りをしている東京都職員の言葉から受ける印象は「若い人は危険だから帰りなさい」と言っているように受け止められてしまいます。まさに「恐怖を煽る東京都」です。

この新型コロナウイルスは、新しい風邪のウイルスであることが分かってきました。コロナウイルスはＲＮＡウイルスの一種で、ＲＮＡウイルスは変異しやすいという特徴があります。なぜ変異するかといえば、ウイルス自身が広がりやすくする、すなわち、自分たちのテリトリーを広げるために変異していきます。

当然、感染力は、変異前より強くなります。しかし、現在までの知見では、変異株の感染力は変異前より強くなるものの、致死性が高い、というエビデンスは得られていません。それなのに一年経ってもまだ恐怖を煽っている。

藤井　私も同感です。「最初は未知の感染症との闘いにビビったのは仕方ないにしても、時間が経って各種データが出そろってくれば、客観的事実に基づいた政策が運用されるだろう」と楽観的に見ていたんですよね。ちょうど一年前、木村先生と一番最初に、高齢者と非高齢者とで何十倍、何百倍も重症化率、致死率が違うという当時明らかになっていた科学的事実に基づいて、感染症対策を高齢者と非高齢者とで分けて考えていこう、っていう学術論文を纏《まと》めましたね（論文掲載は２０２０年4月23日、木村もりよ、関沢洋一、藤井聡「高齢者と非高齢者の2トラック型の新型コロナウイルス対策について」）。あの頃、これからいろんなことが分かってくるだろうから一年も経てばもっと精緻な政策議論ができるだろう、日本がいくら問題の多い国であろうとも、そのくらいのことはできるだろう、とどこかで期待を持ってもいた。きっと当時は盛世先生も同じお気持ちだったんじゃないかと。

ところがそうはならず、一年以上経っても未だ、きちんとデータに基づいた合理的な基準なんて何も設けず、ただただ世論の空気や気分に基づいて「緊急事態宣言を延長せよ」「せめて『マンボウ』を出してほしい」の大合唱ですよ！　日本人はここまで馬鹿なのか、と頽《くずお》れそうになっています。

しかもそれを煽っているのが、あろうことか専門家と称する人たち。２０２０年2月、3月時点で恐怖を煽った人たちが、この一年間得られた事実データをほとんど参照しないまま、全く同じような論調でずっとコロナの脅威を喧伝し続けているようにしか見えません。

代表的な方々の名前を挙げれば、厚生労働省のクラスター対策班のメンバーで、

「8割おじさん」で知られる西浦博京都大学教授、政府の新型コロナウイルス感染症対策分科会の尾身茂会長、あるいは2020年にクルーズ船「ダイヤモンド・プリンセス号」での日本の対応を全世界に公開した岩田健太郎神戸大学教授らです。

彼らは、一般の人々が持つ恐怖心や「なんか怖い」という空気を忖度して、それらしいデータを出し、恐怖を煽ってきたようにしか思えないんです。当方がこの一年で、いろんな学会やセミナー、シンポジウム、あるいは、学生の修士論文や査読付き論文集への投稿学術論文の中で分析してきたいろんな実証データなり客観的な情報を、ほとんど何も踏まえずに語っている。彼らの発言や提出資料等を見てると、データや事実に対して真摯な態度で発言をされているとは到底思えない。

木村 例えば、西浦教授は20年4月15日、人との接触「8割減」を強く要請し、外出自粛などの対策を何も行わなかった場合、国内で約85万人が重篤な状態となり、半数の約42万人が死亡するとの試算を発表して大きなニュースになりました。

感染症の基本原則として「短い期間に複数の人々にうつす」があります。例えば、1人の人が1週間に2・5人にうつすと仮定すると、20週後には9094万9470人が感染することになります。西浦教授らの試算はこれに基づくものだと思いますが、実際途中から、日本ではそれほど感染者（ＰＣＲ陽性者）が増えないことが分かってきました。

「42万人死亡」

藤井　あの分析は当方も数理モデルをつくってシミュレーションして、自分自身でも再現しましたが「日本とドイツの間に感染スピードについて差異はない」という前提と「対策ゼロなら」という極めて強い前提付きのもの。たしかにその前提で計算すればあの結果になるんですけど、もうあの頃は感染データを見れば、日本や中国、韓国、台湾といった東アジアの国々と、ドイツをはじめとした欧州各国とで、感染スピードは月とすっぽんほど違っていることが明確に分かっていました。

しかもあの頃、日本人は相当、コロナに怯え、手洗い、マスク、そして、外出自粛なんてことを散々やり始めていた頃でしたから「何の対策も行わなかったなら」なんていう前提は、天と地がひっくり返っても成立するはずがないってことはどんな馬鹿でも分かるような状況でした。だから、あの時点で42万人の死亡者が出るかもしれないなんていうことを、大々的にメディアを使って一科学者が公表して、世論全体を大騒ぎに巻き込むなんてことが倫理的に許されるはずもない状況でした。

その後も、例えば『週刊文春』（文藝春秋）の見出しを取れば、こんなことを述べています。出版社さんにざっと調べてもらったら、もうこれだけのロングリストになります。

- 「8割おじさん」西浦教授告白60分
「42万死亡」は専門家のクーデター、3児の父の趣味はダイエット（2020年4月30日号）
- 〝第二波〟を予測、届いた脅迫「首を刈ってやる」
8割おじさん〈西浦教授〉「第三波は絶対来る」（同7月30日号）
- 「コロナ第二波は終息？」「五輪は」「インフルは」
「8割おじさん」西浦教授に直撃110分（同9月17日号）
- 西浦教授「これでは感染者は減らない」（同11月05日号）
- 西浦教授 外国人コミュニティ、山梨県を心配する理由（同11月26日号）
- 西浦教授「福岡に危機感」「〝高齢者除外〟は科学的根拠薄弱」（同12月17日号）
- 独白120分　西浦教授「2月に感染爆発が来る」「東京は無策だった」

第２波、第３波の襲来を予言していた〝８割おじさん〟こと西浦博・京大教授。彼は焦りを深めている。「このままでは東京だけで２月末に１日３５００人、３月末で７０００人の感染者が予測されます」。だが、政府は――。（２０２１年１月14日号）

・「コロナはどうなる？」西浦教授に直撃
「変異株は確実に流行」、「観客入り五輪は難しい」（同３月11日号）
・西浦教授「第４波の前兆が見えている」（同４月１日号）
・〈徹底検証〉菅「私利私欲の東京五輪」
「五輪は一年延期を」西浦教授 怒りの直言
▼今こそ「過去最大の危機」▼ワクチン接種は来年までかかる（同４月22日号）
・西浦教授「２カ月弱でインド株が猛威」ということは…（同６月３日号）
・西浦教授〈内部告発〉70分
「菅官邸は尾身提言を潰そうとした」（同６月17日号）

木村　これはすごい。全部、目を引く見出しです。

恐怖を植え付けた

藤井　国民が「やっぱり危ないじゃないか！」「西浦の言う通り、もうロックダウンしてくれ！」と大きな反応を見せることを彼は知っていて、それを狙ってあえて発言しているとしか思えません。それっていわゆる「バズ狙い」。

木村　完全にそうですね。前にもお話ししたように、感染症は一時に多くの人にうつします。つまり倍々ゲーム的に感染者が増えていきます。たとえ、致死性は低くても、感染者が増えれば、それに比例して死亡者が増えてきます。すなわち、実数のインパクトは社会的恐怖をもたらすということになります。

藤井　例えば、「42万人死亡」という数字は爆発的に広まって独り歩きしました。もう誰だって死にたくはないんだから、西浦発言が人々の「自粛」なりステイホームの重大な根拠になった、というか、むしろパニックを引き起こさせたことを通して、政府による行政的要請だけでは到底到達できないような強力な行動抑制、人流抑制を引き起こした。

まぁ、それこそ彼の狙いだったのでしょうけど、政府が「自粛」による経済被害に対する補償をすることが、全く保証されてなかったタイミングでそれをやるってことは、凄まじく経済を破壊することを意図的に狙ったってことになりますから、凄まじく罪深い行為だって断罪せざるを得ないいんじゃないでしょうか？　もちろん、それで感染を抑えこもうっていう風に、彼自身は良いことやるんだ、なんて正義感があったんでしょうけど、そんな重大なこと、たかだか感染症のことしか知らない専門家が狙ってやっていいとは、僕には到底思えません。

しかも、日欧の感染スピード（基本再生産数）の差を完全に無視して、「何の対策もしなければ」なんていう滅茶苦茶非現実的な前提を想定した上での絶対にあり得ない超弩級に過剰な数字が、「42万人死亡！」っていう数字だったわけです。そんな超絶に非現実的で絶対にあり得ない計算結果を、さも科学的に冷静に計算しましたみたいな体裁で科学者として発表して、日本中をパニックに陥れるなんて、科学者倫理的にどう考えても許せない行為だと思います。

実際それで、多くの人々が必要以上にコロナを恐れるようになってしまって、多くの人々が何も考えずに、とにかく怯えて家に引きこもらざるを得なくなってしまって、しかも、それによって経済が大打撃を受けて、貧困、格差、うつ病、そして自殺がいずれも軒並み増えていくという帰結に結び付いていったわけですから。

木村　恐怖を植え付けましたね。私の友人でも、コロナ恐怖症になり、外には食料品の買い物以外行かない、帰ったらすべての商品をアルコール消毒、すべての服にシュッシュして、シャワーに直行という人がいました。この人の奥さんはノイローゼ気味になって私に助けを求めてきました。何度かその友人に話をしたのですが、「コロナは怖い」という強迫観念から抜け出すことができませんでした。ようやくこのごろ、話を受け入れてくれるようになりましたが。

バズらせ系の専門家

藤井　岩田健太郎教授も恐怖を植え付けた一人です。岩田健太郎教授は、2020年2月にコロナ感染者を乗せた「ダイヤモンド・プリンセス号」が横浜港に入港するや否や駆けつけ、船内の様子を「対策が不十分」「感染防止に失敗」などとユーチューブで発信し、世界的に注目を集めました。

しかし岩田氏が船内にいたのはわずか2時間。船の責任者にも医療チームにも許可を取らず、一方的にセンセーショナルに「感染者の通るレッドゾーンと、非感染者の通るグリーンゾーンの動線がごちゃごちゃになっている」などと〝暴露〟。それを鵜呑みにした海外メディアから「日本の対応はどうなっているのか」と国際的に非難を浴びました。

木村　当時はまだ欧米での感染は広がっていなかっただけに、日本は感染防止対策に失敗したという批判的な評価を下されていましたね。欧米は、自国での感染が拡大し始めたら、「むしろ日本の対策は上手だった」と評価が変わりましたが、あの岩田氏の動画の威力はかなり強烈でした。

藤井　２０２０年２月の時点で、一般の人たちに「コロナへの恐怖」「日本政府・日本社会はうまく対処できない」と刷り込んでしまったように思います。

木村　今年（２０２１年）に入っても、メディアは岩田教授に話を聞きに行っては、「警戒論」を拡散していますね。

藤井　２０２１年４月には『ＡＥＲＡ』（朝日新聞出版）で岩田健太郎氏は、「海外より緩やかな対策しかできなかったことが原因で、『第４波』は来るべくして来た」「都道府県単位で『ゼロコロナ』を目指すべきだ」「県境を越える人にはＰＣＲ検査を義務付けてはどうか」などと述べています（２０２１年４月26日号）。

木村　繰り返しになりますが、新型コロナウイルスは新しいタイプの風邪です。風邪をゼロにするなんて考えは無茶苦茶です。2021年6月現在、政府の分科会は新規感染者を200人に抑えるよう言っています。日本医師会は1日100人です。この数字は、30万人に1人しか風邪をひいてはいけないという計算になります。風邪をひく人が30万人に1人しか許されない、ということになりますから、「どうかしているんではないですか」と聞きたくなります。これを日本国民が受け入れているとしたら、正常な思考回路が、恐怖のあまり働かなくなってしまったのではないか、と疑ってしまいます。

新型コロナウイルスを「ゼロ」に近づけるというのが、現在の厚生労働省、分科会、日本医師会、立憲民主党の方向性です。

変異株に関しても、20代の若い世代が死亡した症例に関しても、大きく取り上げられ、「若い世代でもかかると死んでしまう怖い病気」であり、「病気は新型コロナウイルスしかない」という恐怖観念ばかりが植えつけられるように思います。しかし、客観的に見れば、日本では年間約130万人以上が死亡しており、季節性インフルエンザでは、関連死を含めると1万人程度の死亡があります。

2021年2月、小学校5年生が持久走の際、マスクをつけていて死亡するという痛ましい事件が起きましたが、これは「ゼロコロナ」を目指し、医療に負担をかけない、という分科会、日本医師会に踊らされている世論が生んだ悲劇だと思います。流行当初からWHO（世界保健機関）は運動時のマスク着用を禁止しています。新型コロナウイルス感染症を「ゼロ」に近づけることばかりに目を奪われると、新型コロナ重症化や死亡以上の悲劇が起こることになってしまいます。

藤井　おっしゃる通りです。にもかかわらず「ゼロコロナ」が必要であるなどと過剰な物言いをする専門家を私は「バズらせ系」と呼んでいます。

例えば「通常の生活を送るうえでの感染リスクはありますか」と尋ねられた時に、そのリスクが「50％」なのか「0・0005％」なのかでは、同じ「リスクがある」でも答え方は全く違うじゃないですか。木村盛世先生は後者の場合には「リスクはゼロではないけれど、高齢者や既往症のある人以外は極めて低いので、基本的には心配しなくても大丈夫です」という話し方をするでしょう。しかし「バズらせ系の専門家」たちは、その程度に触れず「リスクがあります！」と断言するんですよ。

そんなの、リスクはあるに決まってるんですよ。例えば「隕石が降ってくる可能性ありますか？」と聞かれたら、誰だって「あります」と答えるだろ！　という話なんですよ。視聴者には「0・0005％」なのか「50％」なのかを知らせなければならないのに、そこをざっくり「ある」と言ってびびらせる。これをどう説明するかで、受ける印象は全然違ってくるわけですよ。

本来、科学者に求められているのは正確な言説であって、「高齢者は気を付けよう。でも若者は、これまでのデータを見る限り基本的には普通の生活を送ってよい」といった、木村先生のような物言いをすべきです。

木村　あまり持ち上げられるとお尻がかゆくなってきますが（笑）。

「コロナ、ガンガン煽って行きましょう」

藤井　「バズらせ系の専門家」は留保をつけない。西浦教授や岩田教授以外にも、毎日、テレビに出て恐怖を煽った同様の〝専門家〟が大勢います。

木村　何人もの顔が浮かびますね。

藤井　その中でもかなり罪が重いのが、テレビ朝日『羽鳥慎一モーニングショー』（月～金曜、午前8時）に連日出演していた〝コロナの女王〟こと白鴎大学教授の岡田晴恵氏です。岡田氏は実際には極めて低い可能性でも「可能性はあります！」と答えてしまうので、視聴者は「やっぱりコロナは怖いんだ」との認識を強めてしまうんです。これは本当に非科学的な態度、専門家にあるまじき態度というほかありません。

木村　もはやテレビのこういう路線は修正が効かないのではないかと思います。

実は2020年はじめ頃に私にも「モーニングショー」から出演依頼がありましたが、その時すでに番組関係者は「この話題は長引きますよ。この新型コロナ、ガンガン煽って、ガンガン行きましょう」という趣旨のことを言っていました。

元厚労省医系技官で米ジョンズホプキンス大学を出ていて、米CDC（疾病予防管理センター）の仕事をした医師である私以外にコロナ解説の適任者はいない、というようなことも言っていましたが……。あまりにエゲつない発言だったので怖くなりましたが、要は長引くから、連日取り上げれば関心が高まり視聴率が上がります、つまり、儲かりますよ、ということなのだと私は理解しました。

藤井　え!?　本当ですか？　ホンットにそんなこと言ったんですか!?　要するにガンガン煽れば儲かるぞっていう儲け話を持ってきたってわけですね。酷すぎる……おぞましいという言葉ですら生ぬるいおぞましい話ですね……。

木村　はい。私は以前から、「モーニングショー」前身の番組（「モーニングバード」）

に呼ばれて出演していたのですが、この発言を聞いて驚きました。私にその気がないのが分かったのか、その後、私が出演することはありませんでしたが。

藤井　それはすべての謎が氷解する爆弾話ですね。

木村　「モーニングショー」だけでなく、多くのメディアが、新型コロナウイルスは2009年に流行した新型インフルエンザと同程度で落ち着くと、たかをくくっていたのかもしれません。

流行当初の英国インペリアル・カレッジ・ロンドンや米国ハーバード大学の緻密な分析では、すでにICU（集中治療室）の逼迫についてや、薬剤やワクチンを使わない新型コロナウイルス戦略が考察されていました。ロックダウンを行えば、一時的に感染は抑えられるかもしれないけれど、途中で緩めれば感染者は増えてくる。本当に感染者をゼロ近くに抑えるためには、ワクチンや効果的な薬剤が開発されるまで、ロックダウンのような厳しい規制を行わなければならず、それを行うことによる社会経済的な疲弊、人間の幸福を失うことまでも詳しく言及されていました。

しかし当時、多くの人は、新型コロナウイルスによってこれだけの社会経済的なインパクトがあることを予想だにしなかったのではないかと思います。それは「モーニングショー」などの多くのメディアなどにも共通することだと思います。

そして流行当初は、よく分からない感染症であり、それこそニューヨークのように感染者数も死亡者数も増えてくるかもしれない、という危機感もあった。新型コロナウイルスの怖さを伝えたメディアの報道によって、日本人は自主的に外出を控えてきたので、そういう意味では当初、ワイドショーの一定の役割はあったと思います。

しかし、実際はそうではなかった。遅くとも2020年の夏には、東アジアが欧米と比して感染者数も、死亡者数も少ないことが分かっており、「ファクターX」という言葉が出てきたほどです。にもかかわらず、このような少ない感染者数でも医療逼迫が起こり、新しいタイプの風邪のウイルスである新型コロナウイルスは、2020年秋冬に増加し始めました。ここで本来は、重症化対応をすべき厚労省、分科会、日本医師会はまったくというほど動かなかったし、彼らが動かない事実を多くのマスメディアが取り上げずにいたというのは、マスメディアの無知だけではすまされないように思います。一番問題なのは、その時点で分かっているエビデンス（事実）を国民に対して積極的に情報発信してこなかった国（厚労省、分科会）です。

科学的根拠に基づかない政策決定は右や左にぶれます。それによって生まれた人々の不安に目をつけたのはメディアですが、それを打ち消してこなかった政府分科会や厚労省には大きな責任があると思います。

確信犯的に煽った「モーニングショー」

藤井　「モーニングショー」はコロナ禍に恐怖を煽る路線で高い視聴率を誇っています。同番組のコメンテーターである「テレビ朝日」局員の玉川徹氏は、今年1月、ツイッターでこうつぶやいています。

〈2020年の「羽鳥慎一モーニングショー」の年間平均視聴率が初の同時間帯トップと4年連続の民放トップを獲得しました。世帯視聴率は去年からさらに1・2ポイントアップの10・6％（個人全体視聴率は5・5％）これもすべてコロナ禍にあってもご支持いただいた皆様のお陰です。ありがとうございました。〉（2021年1月4日）

そして同番組は21年4月29日には、世帯平均視聴率12・6％の高数字を記録しています。同日の日本テレビ『スッキリ1部』が8・3％、フジテレビ『めざまし8』が6・9％、TBS『ラヴィット！』が2・1％ですから圧倒的な強さなんですよ。

しかも視聴者層は高齢者が多い。

その人たちの恐怖心をガンガン煽って煽って、視聴率を上げてきたわけだ。

そんなオファーを受けた人間もまともな感覚じゃない。木村先生がオファーを断ったから、あの岡田晴恵氏にお鉢が回ってきたんでしょうね。

木村　岡田氏が「ガンガン煽りましょう」という誘いに乗ったかどうかは分かりませんが、実際に岡田氏の発言は、恐怖を煽るものにしかなっていません。

藤井　岡田氏を象徴する発言が「東京も２週間後には今のニューヨークになる」というものです。２０２０年4月13日、緊急事態宣言の発令直後にこう述べました。この時点で、ニューヨークの累計死者数は1万人超、日本は約１００人。その後もニューヨークの死者は増え続け、差は広がる一方でした。

「あくまでも警鐘を鳴らしただけ、可能性を指摘しただけ」と彼女は言うかもしれませんが、視聴者に与える影響は計り知れません。

しかも、同年7月14日には、「若い人でも急に悪くなることはあります」「海外では20代でも５００人に1人は亡くなっています」と述べている。日本では流行がひと段落するとともに、高齢者や既往症患者以外は重症化しないという状況が見えてきた頃になっても、まだこんなことを言っている。むしろ、状況が落ち着いたからこそ、あえて危険性を煽るようなことを言った疑いさえあります。

玉川徹氏の発言も、コロナに関しては極論が多いとしばしば指摘されていますが、それも番組の「ガンガン煽って、ガンガン行きましょう」という方針に沿ったものなんじゃないか、と思えてきますね。

木村 玉川氏は、「煽りすぎ」との批判を受けて2020年12月14日には「煽っていると言われるくらいでいい。『もっと強い手を打っておけばよかった』って思うよりは、強めに言っておいて、そうでもなかったというほうがいい」と言っています。つまり確信犯的に「煽って」いたのです。

当時は、新型コロナウイルスの日本の感染者数（東アジア全体も）が欧米と比べて低いことは分かっていましたが、その低い感染者数がどこまで継続するか分からなかったということももちろんあります。「煽り」が人々が不安になって外出を抑えるための役割を果たしていたかもしれませんが、今となっては「コロナうつ」という大きな弊害を生み出してしまったように思います。

藤井 玉川氏は専門家ではありませんが、確実に「バズらせ系」ですね。

木村 そうです。そして、その「バズらせ」の影響は、後述しますがかなり深刻です。

繰り返しになりますが、マスメディアは、この新型コロナウイルスがバイオテロのような脅威ではないこと、欧米と比して、極めて低い感染者数であり、死亡者数は、季節性インフルエンザを大きく超えるような感染症ではないことは、理解してきたと思います。理解していなかったとするのは、おかしい。もし、理解していないとしたら、「さざ波」発言などで内閣官房参与を辞任した髙橋洋一氏が、その発言と一緒にツイッターに掲載した「G7プラスインドの感染者数の比較」のグラフを報道しないという、小手先の騙しはやらなかったのではないでしょうか。グラフを見たら結果的にではありますが、日本は新型コロナウイルス対応の〝先進国〟であることは明らかです。そうであることを世論に認めさせたくないという、何らかの意図があったのではないか、と疑ってしまいます。

PCRは「家政婦は見た」と同じ

木村　もう一つ「モーニングショー」の問題を指摘すると、あの番組は「全国民にPCR検査を実施すべきだ」と2020年の早い段階から繰り返し報じていました。これも「無症状感染者がいるのなら、私も本当はコロナにかかっているかもしれない」

「感染しているか、していないか、分からないのは怖い」と感じる視聴者の心理に付け込んだものです。

「モーニングショー」など複数のメディアでは、医師免許を持った出演者たちも「PCR拡大論」に加担していました。中には利益相反で、自ら複数箇所に自費での検査ができるPCRセンターを作った医師らが、番組に頻繁に登場して「全国民にPCR検査をさせるべきだ！」と主張していたんです。医師としてこんなに恥ずかしいことはありません。

PCR検査は、感染の有無を調べるという意味では、現時点で一番信頼性がある方法です。しかし他のどんな検査も同じですが、100%の信頼性があるものではない。感染していても陰性と出る場合もあれば、感染していないのに陽性となる場合もあります。私もPCR検査を拡充すべきだとは思いますが、検査自体の精度や品質管理もままならない状態でいくら検査を受けても、意味がないどころか有害にすらなりかねないのです。仮に精度の低いPCR検査で「陰性証明書」をもらったところで、それが「コロナに感染していない」ことを示すものにはなりません。実際には陽性なのに、「陰性証明」が出たからと油断して人との接触を行えば、かえってウイルスを拡散させることになりかねない。こうした検査の問題点を言わずに、国民の恐怖心に付け込んで自分の懐を潤わせるためだけに検査の拡充を言い募るのは、医師にあるまじき行為と言わざるを得ません。

藤井　このPCR検査に関する世の混乱に関しては、「モーニングショー」が戦犯と言っても過言ではないですね。

特に玉川徹さんは2020年4月23日の放送で「PCR検査が足りないということが今の状況を生んでいる可能性がある」などと述べていました。その後も、同年5月19日には「PCR検査の精度が、7割ぐらいと言われているが、本当にその中にウイルスがあったらほぼ100%近く感度はある（陽性と検出できる）はず」と、納得しがたいご発言もあったようです。

木村　何も知らない視聴者は「なぜ国は全国民にPCR検査を行わないんだ！」となりますよね。PCR検査は「家政婦は見た」と同じなんですよ。人の心理として「怖いけど、知りたい」というのがあるじゃないですか。それにうまくつけこんだのがPCR検査です。

PCR検査は何も新型コロナウイルスだけの検査ではありません。また、特効薬でもありません。ＰＣＲ検査を含めたスクリーニング検査は、がんのスクリーニングなどと同様に、すべてを見つけ出せるわけではありません。それゆえ、あくまでも診断の補助に使うものです。スクリーニング検査の最も大きな重要性は、感染がどれだけ広がっているかを、把握するということです。それには、住民基本台帳などを使って、無作為にヒト（標本）を選んで、定期的に検査を行う必要があります。

ところが、ワイドショーで主張しているのは、ＰＣＲ検査で、感染している人としていない人を分けて、感染していない人だけで社会経済をまわす、ということです。新型コロナウイルスは、発症前の何の症状も出ていない人（見かけは健常人）をＰＣＲ検査で封じ込められる、という理屈によります。インフルエンザより、発症前の感染が多いウイルス感染症で、かつ、多くの人にとって、風邪や季節性インフルエンザと同様の新しいタイプの風邪ウイルスに対して、社会経済や人の幸福までを奪って、ＰＣＲ検査陽性者を隔離するエビデンスはあるのでしょうか。ワイドショーに毎日のように出演している医師がＰＣＲセンターなるものを作っているのを見るにつけ、エビデンスも何もなく、金儲け以外の何物でもないのではないか、と邪推してしまいます。

藤井　玉川氏は本気で言っているのか、それとも商売のためにパフォーマンスを演じているのか。おそらく本気なのでしょう。となれば、もはやほとんど社会心理現象だと言えます。

これを「認知的不協和」と言います。自分の言っていることが嘘だとすると具合が悪いので、「自分の主張こそ真実なんだ」と思い込み、認知を形成するようになるんですよ。

彼が仮に頭のどこかで「もしかして事実ではないのでは?」「ちょっと誇張しすぎたか?」と思ったとしても、番組としては「ガンガン煽りましょう」という方向性がある。実際にそれで視聴率も取れているので、番組としては煽ることが「正しい行動」になってしまいます。そこで現実と認識に差ができ、認知的不協和が起きるので、極端に「自分こそ正しいんだ」と思い込むようになるんですね。

そうなると普通の人が見れば過剰と思えるようなことを、あえてやる。「玉川現象」は認知的不協和で説明がつくと思います。もはや、報道とか情報バラエティとかいう枠を超えた、精神病理学的現象として解釈するしかないでしょうね。

勝手に感染者数は減っていく

木村　専門家やテレビがあそこまで連日恐怖を「ガンガン煽った」おかげで、確かに一回目の緊急事態宣言前から人出は減っていました。ですから、感染拡大防止の観点からはある意味、それはよかったと言えなくもない。ただし、二回目の緊急事態宣言下では、人出はそれほど変わらなかったものの、感染者数は減っていったという現実があります。

藤井　そうです。「感染者を減らすには、人出を減らさなきゃだめ。だから緊急事態宣言が必要だ」って素朴に皆が思っていることを、二回目の緊急事態宣言の事例は否定している、わけです。でも、よくよくデータを見ると、一回目の緊急事態宣言の事例も、そんな素朴なイメージを否定しているんです。

そもそも、自粛や緊急事態宣言の効果を把握するには、「感染してから報告するまで2週間程度はかかる」ってことをしっかり頭に入れて、データを眺めなきゃダメなんです。だから、緊急事態宣言の効果が、テレビなんかで報告される感染者数に反映されてくるのは、宣言の2週間後なんです。にもかかわらず、テレビの解説なんかを見ていると、宣言を出したらもうその日の感染者数に影響するっていうイメージでデータを解釈したり説明したりしているんですよ。僕はこれを見ているとホントに毎回めまいがしてきます。

いずれにしても、時間差をしっかり考えた上で「感染日」を想定し、その上で宣言効果を確認すると、毎回毎回、次のような実態が見えてくるんです。一回目の時も二回目の時も、そして三回目の時も、いずれも「感染日」ベースで見ると宣言なんか出す「前」から感染者数が減り始めていて、ピークアウトした「後」で、宣言が出されているんです。毎回毎回このパターン。ってことはつまり、感染者数が減っていくようになるのは、緊急事態宣言を出したことが原因じゃないんです！　宣言なんかとは無関係に、「勝手に」「自然に」感染者数は減っていく、っていうのが、日本のコロナの感染拡大・収束パターンなんです。

しかも、「自粛」のデータと感染者数の推移を重ねて調べると、後ほど詳しく説明しますが、「自粛」は感染拡大防止に効果がない、っていう実態が浮かび上がってくるんです。

これには僕も最初びっくりしましたが、感染者数って、日本では別に「自粛」を無理にしなくても勝手に減っていっている傾向が強いんです。

この図（図2）は2020年1月から3月の死者数の推移ですが、この時点で、日本を含めた中国や台湾、韓国といった東アジアの国々には、いわゆる「ファクターX」なるものがあって、そのおかげで死者数が欧米とは比べものにならないくらい低く抑えられている、っていう実態が、ほとんど明らかになっていたんです。だから、東アジアの国々においては、感染拡大を止めるのにロックダウンなんて全く要らないわけで、「自粛」だってほとんど必要性がない、っていうのが、実証データから見えてくる実態なんです。

グーグルの「COVID-19コミュニティモビリティレポート」といって、スマホを持ち歩くことで、人の行動経路や人出の量を測れる機能があるのですが、このデータ（図3）を見ると東アジアの国でいえば、日本も世界中の国々も一番自粛していた去年（2020年）の春頃、この図にも示したように、日本は約6割もの移動が減るくらい激しく「自粛」していましたが、台湾は2割程度、韓国に至っては数％しか「自粛」なんかしていなかったんです。死者数の推移で見れば、日本と台湾・韓国の差なんて、欧米との差と比較すれば微々たるものなのに、「自粛」レベルは全く違う。日本人だけが過剰にコロナに反応して、強烈に「自粛」したわけです。逆に言うと、韓

東アジアと欧米では、新型コロナウイルスによる「死者数」の「増え方」が（どういうわけか）全く違う

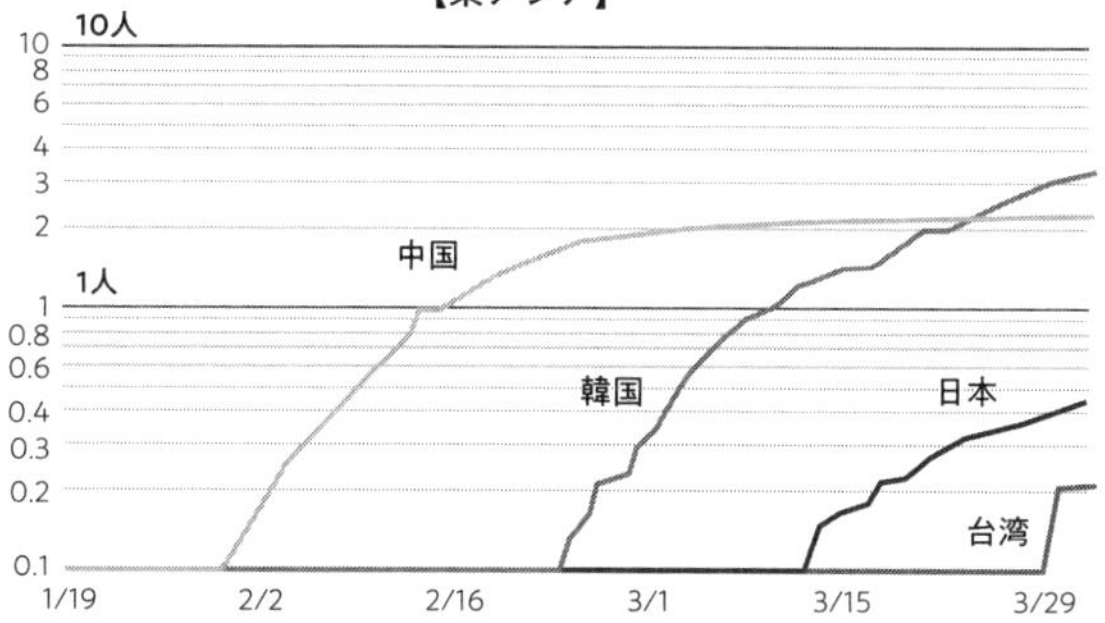

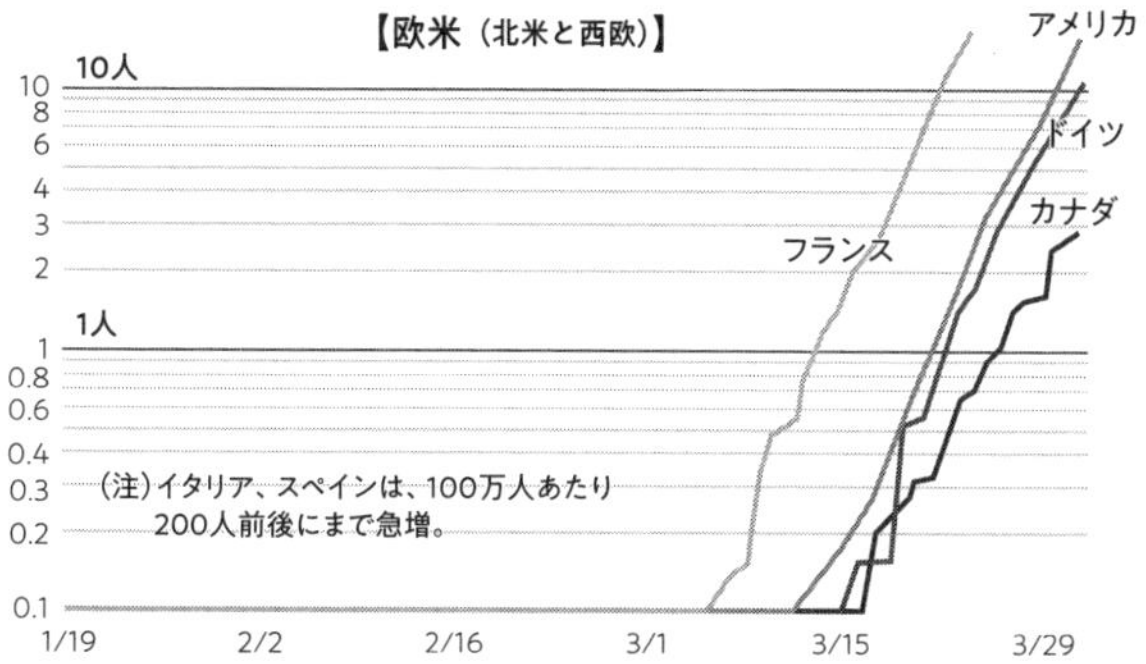

出典：札幌医科大学医学部附属フロンティア医学研究所ゲノム医科学部門

図2　2020年1月〜3月までの東アジアと欧米の死者数の推移

国や台湾は、大して「自粛」なんかせずに、コロナを乗り切っているけれど、日本はコロナに騒ぎ倒して「自粛」しまくったわけです。

しかも、日本人の「自粛」が一番激しかったのが、ご覧のように5月上旬（図3）。データを見ると、もうこの頃はほとんど「自粛」なんて全く必要がないくらいに感染者数が減っていた時期なんです。感染が広がって、その後、減っていて、もう「自粛」なんて必要がない状況だったのに、その広がったっていう事実にビビって皆が「無駄」に「自粛」し始めた、という話だったわけです。

じゃあなんでそんな愚か極まりないことになったのかっていうと、それはやはり「モーニングショー」をはじめとするメディアの煽りが原因だとしか考えられません。

『ひるおび！』からも依頼

木村　「自粛」ムードを作ったメディアのせいで、一年以上経った今も、コロナの恐怖は消えていない。それどころか、まだ煽り続けているわけです。自分たちの放送した内容が、ここまで人の行動や意識を変え、社会に甚大な影響を与えてしまうのだということに対して、メディアはもう少し責任を持ってもらいたい。

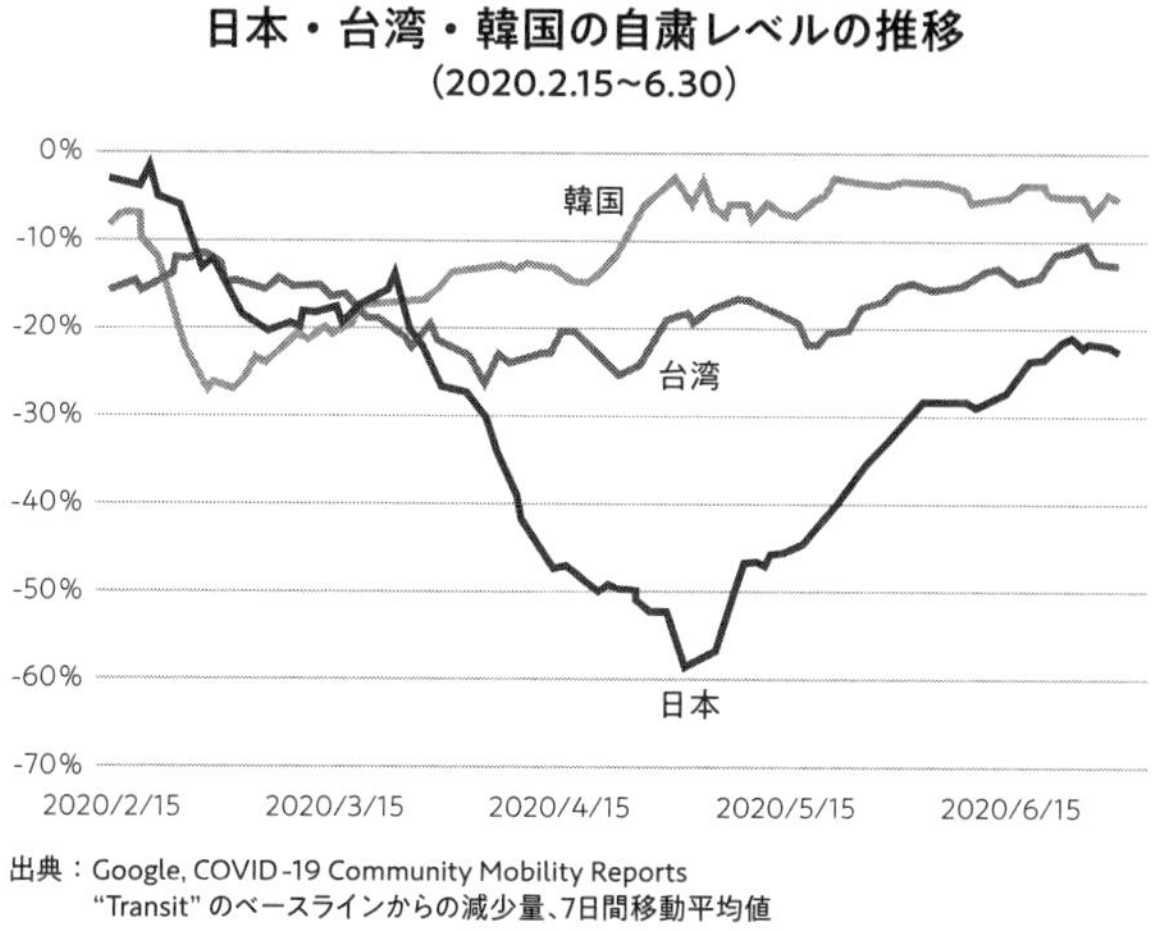

図3　日本・台湾・韓国の自粛レベルの推移（2020年2月15日〜6月30日）

もちろん、そこに出演する専門家は言うまでもありません。

先ほど「モーニングショー」から「煽り」依頼があったことは述べましたが、2020年の3月頃にはTBSテレビ『ひるおび！』（月〜金曜、午前10時25分）から、「コロナは非常に危険だ。いま緊急事態宣言を出さなければ大変なことになる」というトーンでコメントしてもらえないか、という依頼が来ました。もちろん、これも断りました。それでも出演してほしいと言われたので翌日の予定を調整していたら、朝になって突然「今回の出演はお断りしたい」と電話がかかってきました。失礼な話です。

結局、メディアが私に期待していたのは、「厚労省が何もやっていないからこんな事態に至ったのだ」という厚労省批判なんでしょうね。２０２１年2月に出版した『新型コロナ、本当のところどれだけ問題なのか』（飛鳥新社）の4章で書いたように、確かに厚労省はほとんど何もやっていないのですが（笑）、とにかく「コロナは怖いんだ、厚労省は日本人を見殺しにしている、と煽ってほしい」というのが出演を依頼してきた意図なんです。メディアは視聴率を稼ぐことが至上命題なのだということは分かりますが、最終的には自分たちの首を絞めることになると思いますよ。

藤井　経済が悪化すればスポンサーの体力も落ち、テレビ局に広告料が入ってこなくなりますからね。実際、ＣＭ出稿は減少しています。

民放キー5局（日本テレビ放送網、テレビ朝日、ＴＢＳテレビ、テレビ東京、フジテレビジョン）の２０２０年度決算（20年4月～21年3月）によれば、次の通りです（21年5月14日、マイナビニュースより抜粋）。ちなみに、タイムＣＭとはいわゆる番組提供、スポットＣＭとは番組に関係なくテレビ局が定める時間に挿入される枠です。

・日本テレビ放送網

タイムCM収入　3・7%減（1210・2億円）
スポットCM収入　13・5%減（1057・9億円）

・テレビ朝日
タイムCM収入　10・5%減（752・1億円）
スポットCM収入　14・1%減（794・2億円）

・TBSテレビ
タイムCM収入　10・1%減（784・7億円）
スポットCM収入　11・9%減（698・8億円）

・テレビ東京
タイムCM収入　8・6%減（436・2億円）
スポットCM収入　13・7%減（229・7億円）

・フジテレビジョン
タイムCM収入　12・8%減（795・3億円）
スポットCM収入　14・9%減（761・8億円）

昔のテレビは、問題はあるとは言ってもまだマシだったと感じます。ニュースを扱うのはあくまでも報道番組で、スタッフも出演者も「ジャーナリズムなんだ」という自覚や矜持が、一応はあった。視聴率主義やある種の行き過ぎた使命感や正義感が引き起こす問題はありましたが、事実を伝えなければならないという規範は曲がりなりにも残っていたように思います。ところが今のテレビ番組は、ニュースでもない、バラエティでもない、なんだか分からない形で、コロナのニュースを扱うでしょう。

「西浦さんがもうあれだけ煽っちゃったから」

木村　情報番組、いわゆる「ワイドショー」ですよね。

藤井　「ワイドショー」は、ある話題に対して専門知識のある人間が、冷静に話すことを求めているのではないんですよ。番組側が作ったシナリオ通りに演じてくれるコメンテーターを求めているんです。医師を出しておけば「それっぽく見える」と。白衣なんか着ていればなおさらです。

木村　白衣に対する冒涜ですよ。

藤井　つまり、「ワイドショー」では、コロナに関する情報も、新しいスイーツに関する情報も、同じように扱われるわけです。

木村　「モーニングショー」で言えば、何人かのスタッフがネタを探し、毎日番組のシナリオを作るんですよね。そのシナリオと一致している人か、あるいはスポークスマンとして、与えられた役割を演じてくれる人が呼ばれることになる。そうしたテレビ事情もあるのではないでしょうか。

藤井　バズれば連日、番組に呼ばれ、本も売れ、他の媒体からもお呼びがかかる。岡田晴恵教授はついに芸能事務所（ワタナベエンターテインメント）に所属したとか。もちろん、スケジュール管理のために事務所に入る有識者もいて、それ自体は非難されるべきものではありませんが、彼女のことは「専門家」ではなく「専門家風のタレント」と見るべきではないでしょうか。

私は現状を「コロナ全体主義」と呼んでいますが、その核になっているのが、こうした俗情、つまり「視聴率を取りたい」「有名になりたい」「もてはやされたい」というどうしようもない欲望なんじゃないかと思っています。そこに国民のコロナに対する恐怖心が加わって、大きなトルネード（竜巻）になり、「自粛警察」のような現象をも生む全体主義として暴走している。

私も2020年4月30日に、TBSの朝の番組だった『グッとラック！』に出演し、「8割自粛を目指さずとも、鼻口を触らない、宴会でマスクもせずにぺちゃくちゃしゃべらない、などというポイントに気をつければ、感染機会を8割削減できる。散歩や外出自体はしてもいい」という話をしました。このアイディアを私は「半自粛」と呼んでいますが、これは、私が代表を務める京都大学の研究ユニット（レジリエンス実践ユニット）で、ウイルス学の先生や医師、衛生学の先生方と共に練り上げた行動変容戦略です。そのコンセプトは、人出自体を削減することが目的じゃない、実際に感染を防げればいいではないか、というものです。というよりむしろ、我々のそんな提案を目にしたスタッフから当方に連絡があり、是非、そんな半自粛の話を紹介して下さい、と依頼されたのが実態です。そしてもちろんスタッフにも「こういう話をします」と事前に了解を得ていました。

ところがスタジオでは「自粛不要なんて不謹慎だ」と言わんばかりの猛批判を受けました。彼ら、つまりテレビ関係者にとっては、感染拡大防止が目的ではなく、とにかく人出を減らすこと、人々を外出させないようにすること自体が目的化していたのです。そして、「気を付ければ大丈夫」と、彼らからすれば〝ぬるいこと〟を言っている私を叩いて、見せ物にしたような格好になった。もちろん、スタッフと出演者との間に意識の乖離があったのだとは思いますが、結果的にはそんな雰囲気になったわけです。当方の親しい知人達はそれを見て、もの凄く怒ってましたね（苦笑）。

木村　公共の電波を借りた同調圧力ですね。岡田教授についてはよく分かりませんが、多くの感染症にかかわる専門家と称される人たちは、「感染症をゼロにする」ことを目指して報道を続けるし、それを番組も要求したのではないでしょうか。

それにしても、日本のメディアには変なところがあります。それは、〝専門家と称される人の意見には逆らってはいけない〟ということです。様々な意見があるのは当然のことで、その議論すら許さないという番組進行は異常です。まるでどこかの隣国を見ているような違和感を覚えます。

藤井　そうなんです。そして、こうしたメディアが増幅して伝える〝専門家〟やタレントの「見解」「意見」がどれだけ恐ろしい影響を及ぼすか。

私は2012年末から2018年末まで内閣官房参与を務めていた経験があり、政界の〝偉い人〟たちと電話で話す機会も多くあります。コロナが流行し始めた頃から彼らに直接電話をかけて、東アジアとヨーロッパの感染速度の違いを述べ、むしろ経済被害の方が大きくなるぞと警鐘を鳴らしました。そして、財政政策も含めて客観的なリスクマネジメントをしてほしい、と何度もお願いしてきました。時には必要な対策やデータをA4ペーパー一枚にまとめて配ったりもしていた。

それに対し、政治家たちがなんて言ったと思いますか？

「藤井君の言っていることも分かるけれど、西浦さんがもうあれだけ煽っちゃったからね。あれを言っちゃったら、もう国民は止まらないから、しょうがないんだよ」

「そのうちちゃんと、国民も落ち着いてきて、藤井さんの言うような方向に転換せざるを得ない時が来るから、もうちょっと辛抱してよ」

こう言うわけです。

冗談じゃない、辛抱を強いられているのは私じゃなくて国民だと、はらわたが煮えくり返る思いでした。また、こうした返答が何を意味しているかというと、政権が腹を括れないという問題があるのと同時に、結局、「バズらせたい専門家」の煽りに政治が丸ごと引きずられたということです。

木村　「42万人死亡」やワイドショーの煽りが日本全体を縛ったというわけですね。ただし、大阪にはまともなテレビ番組があります。藤井先生と一緒に出演している

書名　**ゼロコロナという病**

このたびは産経新聞出版の出版物をお買い求めいただき、ありがとうございました。今後の参考にするために以下の質問にお答えいただければ幸いです。抽選で図書券をさしあげます。

●本書を何でお知りになりましたか？

□紹介記事や書評を読んで・・・新聞・雑誌・インターネット・テレビ

媒体名（　　　　　　　　　　　　　　　　　）

□宣伝を見て・・・新聞・雑誌・弊社出版案内・その他（　　　　）

媒体名（　　　　　　　　　　　　　　　　　）

□知人からのすすめで　□店頭で見て

□インターネットなどの書籍検索を通じて

●お買い求めの動機をおきかせください

□著者のファンだから　□作品のジャンルに興味がある

□装丁がよかった　□タイトルがよかった

その他（　　　　　　　　　　　　　　　　　　　　　　）

●購入書店名

●ご意見・ご感想がありましたらお聞かせください

（ご回答いただいたご意見・ご感想は広告等で使用させていただく場合があります。）

郵便はがき

100-8077

63円切手を
お貼りください

東京都千代田区大手町1-7-2

産経新聞出版　行

お名前《フリガナ》
性別　男・女 | 年齢　10代　20代　30代　40代　50代　60代　70代　80代以上
ご住所 〒 (TEL.　　　　　　　)
ご職業　1.会社員・公務員・団体職員　2.会社役員　3.アルバイト・パート 4.農工商自営業　5.自由業　6.主婦　7.学生　8.無職 9.その他(　　　　　　)
・定期購読新聞 ・よく読む雑誌
読みたい本の著者やテーマがありましたら、お書きください

『教えて！ニュースライブ 正義のミカタ』（朝日放送テレビ）は、出演者を信頼してくれていて、その人がイヤだということは絶対に強要しない。私は論文のチェックなどをある研究者にお願いしているのですが、ある時、「正義のミカタ」のディレクターが提案してきたシナリオに私の発言のファクトチェックをしている人（ジャーマネと呼んでいます）がダメ出しをしたんですね。「こんないい加減な放送をしたら、これまでやってきたことが水の泡になりますよ」と言ったら、ディレクターの顔は真っ青（笑）。でも指摘を受けた以上は、そのシナリオは使わない。

そこは大阪の番組はえらいと思います。東京の某テレビ番組に、爪のアカでも煎じて飲ませてやりたいくらいです。

藤井　ホントにそうですね。あの番組ではスタッフに強要されることはないですよね。もちろん、議論はしますけど、我々専門家がこれはダメだって言えば絶対に採用しない。何と言っても、「専門家の先生が伝えたいことを分かりやすく伝える、っていうところがこの番組の基本コンセプトだ」っていう考え方がしっかり共有されているところが、他にはなかなかない特徴ですね。

コロナ頭

藤井　今回のコロナの問題で露呈したのは、感染症学という学術の問題も一面にはありますが、より大きな問題はいわゆるインフォデミックの問題です。インフォデミックとは「インフォメーション」と「エピデミック」を合わせた造語で、正しい情報とニセ情報が大量に出回り、何が本当で信頼できる情報なのか、見分けがつかなくなる状況を指します。

ニセ情報にも二つあって、白を黒という全くの嘘のほかに、ほとんど白に近いグレーをことさらに黒と言い張ったり、パーセンテージで言えばごくわずかな割合しか存在しない黒の部分だけを報じることで、それが全体であるかのように錯覚させたりというケースがあります。今、テレビメディアは、実に巧妙に「真っ白とは言えないものやグレーでしかないものを真っ黒のようなものとして誇張して報じる」スタンスを取っていますね。

木村　まさしくそうだと思います。特異な例を引っ張ってきて「危ないぞ」とやる。三十代の力士がコロナで亡くなった時も「ついに若者が！」というトーンでした。一応、既往症については申し訳程度に触れていましたが。

死亡した方はとてもお気の毒です。しかし、この若い世代での死亡例が、どれくらいの頻度で起こるか、が重要です。10人に1人なのか、1000人に1人なのか、1000万人のうちの1人なのか、あるいは1億人の中なのか。どんな年代でも、何らかの理由で死亡することがあります。それには病気のほかに、交通事故も、自殺も含まれます。少なくとも、前出の厚生労働省のデータから明らかなように、新型コロナウイルスの若い世代における致死性は、SARS（重症急性呼吸器症候群）やMERS（中東呼吸器症候群）などと比較して高くありません。かかれば死に至る可能性があるのは何も新型コロナウイルスだけではなく、「20代の死亡者が出た！　だから新型コロナは若い人でも重症化するから危険だ！」というような一医師の症例報告を国民全体のデータとするのは無理があります。

藤井　亡くなった方からコロナが検出されれば、主たる死因がコロナによる肺炎ではなくとも、「死亡者からコロナウイルス検出！」と報じられます。

さすがに白を黒と言えば、間違いを指摘され、責任を追及される。だから「わずかに存在する危険を誇張する」ストーリーを作り、それにのっとって発言してくれる〝演者〟を連れてくる。炎上商法で視聴率を稼ごうというわけです。

それにしても、コロナ禍のワイドショーは本当に酷いので完全に視聴率主義だとは思っていましたが、実際に専門家である木村先生に、番組スタッフがニタニタしながら「煽りましょう!」なんて言っているとは思いもしませんでした……ホント、返す返す、絶句しますね……。

木村 完全にモラルを欠いています。内的規範でも外的規範でもいいので、メディアに何らかの歯止めをかけられるようにしないと、危険だと思います。

ただ、メディアの中にいる人たちは、いわゆる一般人が思っている以上に、情報から隔絶されています。毎日繰り返される新型コロナ感染者数と死亡例の放送が、彼らの唯一の情報源であることも稀ではないように思います。先日出演した、ある番組のプロデューサーが打合せの後で「私はコロナ頭なんでしょうか」と言われたので、「たぶんそうです」と答えました。純粋に、新型コロナウイルスはかかったら多くの人が死んでしまうとんでもない感染症であり、水際対策を徹底すれば、ゼロコロナを目指せる、と勘違いしているのだと思います。

これはテレビに限ったものではありません。本来は行き過ぎたメディアの暴走を抑えるのは、専門家と呼ばれる人たちの役割だと思います。しかしながらそうはなっていないのが現状です。感染症大流行は現代では稀です。それが、今回全世界的に起こったわけですから、いかに致死性が低くても（致死性が低ければ広まりやすいのが感染症の一般原則）この千載一遇のメディアなどでの活躍のチャンスを逃したくないと彼らは思ったのかもしれません。下衆の勘繰りかもしれませんが、そうでも考えないと、今の専門家の動態を理解できないように思います。

ワクチン接種が進めば国民は安心します。多くの自治体では7月末までに高齢者のワクチン接種を終えられると分かり、自分達の春が終わってしまうとの危機感からなのか、煽りシミュレーションを続ける西浦氏、それをベースに五輪危険を叫ぶ尾身氏らは分かりやすいですね。しかし彼らの「春」の舞台演出のために、どれだけの国民が犠牲になったのかはおかまいなしのようです。彼らを見ると山本リンダさんの〝どうにもとまらない〟が頭の中を流れてきます。

第一の権力になったメディア

藤井　ほんとおっしゃる通りですね。私は大衆批判を続けてきた西部邁《すすむ》の門下生ですし、オルテガの『大衆の反逆』を研究して、京都大学でも毎年、大衆社会論を大学院生に講義してもいます。

その中の重要な言説に第四権力の問題があります。通常、国家は三権分立と言われ、日本も立法権、司法権、行政権がそれぞれ独立しています。それに加えて、政府を監視するメディアが第四権力として存在している、と長らく言われてきました。

一方、国権の最高機関たる国会の選良、つまり国会議員を選ぶのは国民ですが、その国民の意思は、メディアの報道に左右されるところが極めて大きい。

だから、国権の最高機関に甚大な影響を与えるメディアが今、究極的な「第一権力」に躍り出ているという状況にあるんだ、っていうことが、ここ最近の政治学、政治思想の議論の中でずっとされてきているんです。

だからこのメディアという強力な権力に対して何らかの監視がないと絶対に暴走してしまうことになるわけです。彼らが暴走をすると、彼らの自己都合、それこそ視聴率を稼ぎたいっていう視聴率主義、商業主義、もっと有り体に言うなら拝金主義が徹底的に優先され、情報が歪められ、デマがまかり通ることになる。だからそうならないように、「国民の監視」が絶対に必要なんですが、その当の国民の思考基準がメディアによってつくられてしまっているので、抑止できない状況になっているんです。

結果、メディアの商業主義、拝金主義が暴走し放題になっているわけで、そんな流れが、盛世先生が先ほどおっしゃった、盛世先生も我々も儲かるんだから、毎朝コロナをガンガン煽りましょうよっていうテレビ局スタッフからの内々のオファーに繋がったわけですね。で、盛世先生がそのオファーを蹴ったものだから、その代わりの括弧付きの「専門家」の人物が出て毎朝コロナを煽りまくる番組をやり倒してたなんて考えると、もう……めまいどころか吐き気がしますね……日本の資本主義も来るところまで来てしまった感じがします……。

いずれにしても、専門家にしてみれば、科学的な合理性を優先するより、とにかくバズらせることの方が「彼らにとって」圧倒的に合理的、つまり得なんですよ。

この問題について、僕は次のように分析しています。

第一に、そんな現代における最大の権力機構であるメディアに重用され、ちやほやされ、世間の注目を集め、しかも「儲ける」こともできる。

第二に、ヤバイと言っておけば、感染が終息した時に「煽ってくれたおかげで、感染が収まった！」と人々から崇拝されるチャンスが出てくる。

第三に、逆に感染が拡大したとしても「やっぱりあの専門家の言うことを聞いてもっと自粛しておけば良かったんだ……やっぱり、あの専門家はスゴイ!」ってことで、やっぱり人々から崇拝されるチャンスがある。

第四に、にもかかわらず敢えて、科学的合理的に考えて、あまりバズらせず、楽観的な見込みも含めて発言をしたら、それで万一感染がその後に拡大した時には「お前が楽観的なことを言うから、人々が自粛しないで感染が拡大したじゃないか!」と逆にバッシングされるリスクが生まれる。

こう考えると、専門家が科学者倫理を全てかなぐり捨てて「自分だけ」を考えれば、バズらせる方が圧倒的に得なんです。そのかわり世間は過剰自粛に苛まれ、地獄に突き落とされることになりますが、そんなことは、倫理をかなぐり捨てさえすれば何も気にならなくなる。繰り返しますが、バズらせ系でありさえすれば、バッシングされるリスクもないどころかむしろ皆に崇拝されるし、しかも儲けることすらできる……。

もしこの僕の分析が正鵠を射たものだとすれば、そういう専門家はこのコロナ禍における最大の戦犯だということになるでしょうね。本当におぞましい話です……。

第2章

コロナ死か、自粛死か

公衆衛生（パブリックヘルス）の観点がない

木村　ワクチンや薬を使用しない新型コロナウイルス対策は、「抑圧戦略」を取るか、「ジグザグ戦略」を取るかのどちらかの方法が取られています。「緩和戦略」は、流行当初のイギリスや、昨年（２０２０〔令和２〕年）冬までスウェーデンが採用していましたが、重症者が増えすぎたため止めました。「抑圧戦略」は、強力な感染防止対策やロックダウンに近い方法で、感染を抑え込み、ワクチンや特効薬の開発まで耐える方法。「ジグザグ戦略」は緩い対策と厳しい対策を交互に取りながら、集団免疫の獲得を広げつつ、医療キャパシティを超えない程度の状況を保ちながら、その状況を二年ほど続けるうちに、やはりワクチン開発を待つ方法です。

新型コロナ流行当初の２０２０年4月の時点で、ハーバード大学が『サイエンス』誌に分厚い論文を投稿しています。感染症対策のパターンを提示するとともに、「医療体制の拡充の度合いにもよるが、広い意味でのソーシャルディスタンスは２０２２年夏まで必要」と予測、分析していました。

いずれのプランを採用したとしても、圧力を強いられる国民は精神疾患や経済活動の抑制による経済苦に見舞われますから、それに対するケアが必要ですし、一度抑え込みの時期から解放されても、いつまた緊急事態宣言のようなものが発出されるかもしれないと思えば、安心して経済活動を行うことができなくなってしまいます。

例えば政府関係者や自治体関係者は、「ここ2週間が山場だ」などと短期的なタームでしか見通しを言いません。すると国民は「あと2週間我慢すればいいのか」と思います。しかし前述のように感染症というのは、そもそも一年、二年単位で見るべきものですから、最初からそうした長期的見通しを国民に知らせ、「二年の間に、緩和と抑圧をジグザグと繰り返す必要がある」「その間にワクチンがいきわたり、免疫もできて流行は終息する」と言っておくべきだったのです。少なくとも専門家は、繰り返しそうしたアナウンスをするべきでした。

一方では、実に大雑把な形で「2022年夏まで、マスクを外すことができない状況が続く！」というフレーズが独り歩きしてもいました。こうした情報を目にすれば、「え、あと一年以上もこの状況が続くんですか」「2週間がヤマだと言ったのに、あれは嘘だったのか」と思う人も出てきます。こうしたムラがあると、「ヤマが去るまで頑張ろう」と思っていた人が、再度の宣言で心が折れてしまったり、逆に政府の警戒のアナウンスがオオカミ少年的にとらえられ、「またか」「もういいだろう」と抑圧に慣れてしまうこともありますから、かじ取りは非常に難しい。
だからこそ、収束までを長いスパンでとらえながら、医療側は少なくともコロナが緊急の問題ではなくなるまでの間は、感染者数が少ないうちに医療キャパシティを増やしておかなければならなかったんです。

藤井 私は京都大学の公衆衛生を専門にしている、内科で臨床もされた医学博士の高野裕久教授とも、昨年、コロナ対策の社会政策についての書籍を出版したんですが、高野先生との議論で印象的だったのが、「コロナ対応の問題は経済か、感染防止かの二択ではない。経済は公衆衛生に含まれるんだ」というお話です。経済苦で命を落とす人、長引く自粛で精神疾患に至ってしまう人、すべてのリスクと感染リスクを見渡しながら、対策を決めていくのが本来の公衆衛生だとおっしゃるわけです。特定のリスクだけ考えるのは公衆衛生の観点を欠いた、単なる「感染症対策」に過ぎないと。
しかし、分科会の尾身会長は「経済は私達、分かりません」と言っている。医者だって病気を治療する際に副作用があれば患者に告知するのに、です。

木村 後にお話ししますが、感染症専門家はウイルスを叩くことしか考えていませんし、患者を診ませんから、そうなります。

先日、『正義のミカタ』に、精神科医の和田秀樹先生と一緒に出演しました。その時に、和田先生は「薬には副作用がある！　コロナ自粛という〝薬〟の副作用が危ない！」と提言しました。どういうことかというと、コロナ自粛することによって、外に出ない、動かない、粗食になる、人に会わない、日に当たらない、一人飲みが増えるなどが起こって、これらすべての要因が「うつ状態」の原因になると説明しました。

三つのコロナ対策

藤井　専門家でなくとも「自粛」を強いれば経済に影響が出ることくらいは分かるはずです。でもそれを「分からないから」と逃げるのは卑怯ではないですか。そんな尾身さんの態度は例えば、内科医ががんの放射線治療で「これをやればがんに効果があるかもしれません。しかしそれ以外にどういう悪影響が出るかは私は知りません。私の仕事はがんを治すことであって、その結果、あなたの体がどうなるかは私の知ったことではない。それについて気になるんなら、別の専門家に聞いてくれ」と説いているのに等しい。これは医師としても二流どころか三流以下じゃないですか……？

社会政策としての感染症対策、つまり公衆衛生という観点が日本にはなかった。この点が諸外国との大きな違いではないかと、今、凄く感じています。

木村　ハーバード・メディカルスクールはレコメンデーションを出し、「重症化するのは高齢者が多い。だから高齢者は出歩かず、宅配サービスを利用し、配達員とも接触せず玄関前に置くなどして対処すべきだ」としています。

いわば「高齢者トラック」を用意し、国や社会を挙げて、高齢者が人との接触を避けながら、生活を営めるシステムを作るべきだということです。一方で、非高齢者は感染防止に留意しながらも、通常に近い生活を営む。医療崩壊を防ぎながら、人々の通常に近い生活を守るには、こうした策も効果があったのではないでしょうか。

また、イギリスのインペリアル・カレッジ・ロンドンは、かなり早い段階でレポートを出し、どのような対策を取ればいいか、いくつかの道筋を示していました。基本的には、厳しいロックダウンを行うか、ジグザグ戦略で行くのか、スウェーデンのように通常の生活をできるだけ保ちながら、重症化しやすい高齢者への対策を手厚くしていくのか、です。これらレポートに限らず、取りうる対策というのは大まかに言えばこの三つしかない。もし尾身会長がこれらのレポートを読まずに「提言」していたとしたら恐るべきことですが……。

日本の場合は当初は緩やかな抑制という方向で進んでいて、実際に緊急事態宣言を出す前から人の動きは減り始めていました。私はそれでいいのではないかと思っていましたが、その後、緊急事態宣言が出された。そのあとは場当たり的に対応している印象で、何を根拠に緊急事態宣言期間を区切り、何を根拠に延長したり緩和したりしているのか分かりません。対策の方向性が定まっているようにも思えない。何も「決められなかった」ということだと思います。

もちろん、国ごとに感染状況も国民性も違いますし、やってみたが間違っていた、ということも当然あります。それは別の手段と比較検討しながら、その都度判断していけばいいことです。しかし日本は、決めることもできないし、一方でこれは間違いだと分かっても修正できない。

藤井　結局、誰も責任を取りたくない、ということなんでしょうね……。

必要がなかった「自粛」

藤井　そして第１章で述べたように、メディアは自分たちがよって立つ「経済」の土台を破壊しまくっています。これもほとんど、感染症学どころか社会心理学、さらに言うなら精神病理学で取り扱うべき世界ですよ。専門家らの煽りに引きずられて、政府が緊急事態宣言を出し、「自粛」を国民に要請したことで、経済活動が鈍った。飲食店などは宣言解除後も時短営業を強いられ、商売あがったりです。

結果、2020年のGDP（国内総生産、速報値）は前年比で4・6％落ち込み、リーマンショック以来の下げ幅になりました。実に一世帯当たり、所得が60万円下がった計算になります。失業者は50万人増え、特に非正規雇用の多い女性は苦境に立たされており、家賃が払えない、生活ができないという声が上がっています。うつ病になってしまい、自殺する人も増えている状況があります。

木村　この「コロナ自粛」により、産後うつの可能性がある母親が通常の10人に1人から4人に1人（2020年5、6月筑波大学調査）、中高生の軽度以上の抑うつ状態が50％強、2020年の自殺者が、前年から912人増加し、2万1081人と11年ぶりに増加しました。2021年5月には自殺者が10カ月連続で増加していると報道されましたね。21年4月の全国の自殺者（速報値）は1799人で、前年の同じ月と比べて19％増えたと。特に女性の自殺者が増加しています。

藤井先生が指摘されたようにGDPの落ち込みで、残念ながら、来年以降、内部留保がなくなった企業の倒産が続き、失業による自殺者は増加することが予想されます。このような悲劇を生んだ一因にコロナの恐怖を煽るメディアの存在があることは否めません。そういう意味では、その責任はメディアに一定程度あるのではないかと憤りを感じています。

藤井　こうした経済被害、うつ病と自殺の拡大は、ＴＶマスコミと政府がコロナを徹底的に煽ったことで広がった「自粛」によってもたらされたわけですが、その「自粛」が果たして必要だったのか、っていうと、誠に残念ながらとてもそうとは言えないんです。

日本の新型コロナ対応がいかにバカげているか。大きく四つの論点があります。

第一に、そもそも日本では緊急事態宣言による、外出や飲食などの激しい「自粛要請」が必要だったという合理的根拠はない、という点です。

欧米に比べて日本は死者が少ない。例えば２０２１年5月29日時点でアメリカの死者は60万人弱、イギリスの死者は12万8千人、日本は1万２８１９人です。つまり、日本では、例年のインフルエンザ流行時程度の死者しか出ていない。

そして、欧米に比べると「さざ波」程度の感染者数だったわけですが、そんな日本と同様の韓国や台湾は、部分的な行動規制を行っただけで、日本のように国民全体の行動が半分以下になるような激しい「自粛」なんてことを全国民に要請したりなんて全くしてない(先程紹介した図3を改めてご覧下さい)。だから、今から思えば、我々日本人だって彼らと同じように落ち着いた対応、つまりもっともっと期間や対象を絞った効果的な対応をすれば事足りたわけです。日本の緊急事態宣言は「まぁ、とりあえずあれもこれも……もう面倒だからとりあえず『全部』、『念のため』に厳しめに自粛させときゃいいだろ」っていう極めて生ぬるいメンタリティで出された過剰宣言であり、日本の「自粛」は、過剰自粛としか言いようがない。不合理であり不条理そのものなのです。

第二に、コロナ病床を増やせば、緊急事態宣言を発出する必要性も「自粛」や「時短」の必要性も大幅に低く引き下げられたという点です。

コロナ患者を分子、コロナ病床を分母と考えれば、分母を増やせば「医療崩壊だ」と騒ぐ必要はなくなります。コロナ病床を増やせないのは、厚労省、都道府県、日本医師会の責任なのに、これについてメディアも世論も突っ込みが甘い。これは本当にバカな話です。

第三に、緊急事態宣言や、「自粛」や「時短」はほとんど効果がないというエビデンスがあるということです。

これは多くの人が指摘しているように、また先程も紹介しましたが、一度目も二度目の緊急事態宣言も、宣言を出す頃にはもう感染が収束傾向に入ってから10日から2週間も経っていたわけです。日々の感染者数のグラフを見れば一目瞭然で、それを感染日ベースに置き換えて見ると、ピークアウトは緊急事態宣言の前なのです。つまり、緊急事態宣言を出したから感染が収束したわけではない。宣言を出さなくても実はコロナ陽性者は減っていたわけです。

うちの学生（京都大学大学院工学研究科）の修士論文によれば、コロナの収束に「自粛」は、統計的にほとんど検出できないくらいの効果しかない。一番効果があった要因として検出されたのが実は、「気温」でした。つまり「自粛」をどれだけしても、さして影響はないが、寒くなったらコロナ陽性者は増えて、暖かくなったら減っていく構造があったということです。

第四に、「自粛・時短」で、経済が冷えまくっているということです。

政府が「自粛要請」という日本では必要のないことを行ったために、コロナ以上のとんでもない経済被害をもたらしています。しかも、「自粛・時短」による経済への悪影響があるにもかかわらず、その影響がまるでゼロであるかのように日本中が振る舞ってきた。これも本当に愚かなことですよ。

「自粛」と「感染抑制」の関係

木村　藤井先生が三番目に挙げておられる緊急事態宣言の効果についてですが、明らかなのは、一回目の緊急事態宣言では宣言が出る前に人の動きが少なくなっているということです。

藤井　そうですね。ただし、その人の動きの少なさが、コロナの感染収束を導いたのかどうかを検証しても、全くそんな効果は統計的には検出されないっていう結果が出ています。この図をご覧下さい（図４）。これは第一波が来た時の「移動量」と「新規感染者数」のデータです。新規感染者数は、報告日から「感染日」を推計してグラフ化したものです。

ご覧のように、第一波は、３月下旬をピークとした波となっています。一方で、移動量は多少の増減はありますが、第一波が収まるまで基本的に減少を続けた、つまり

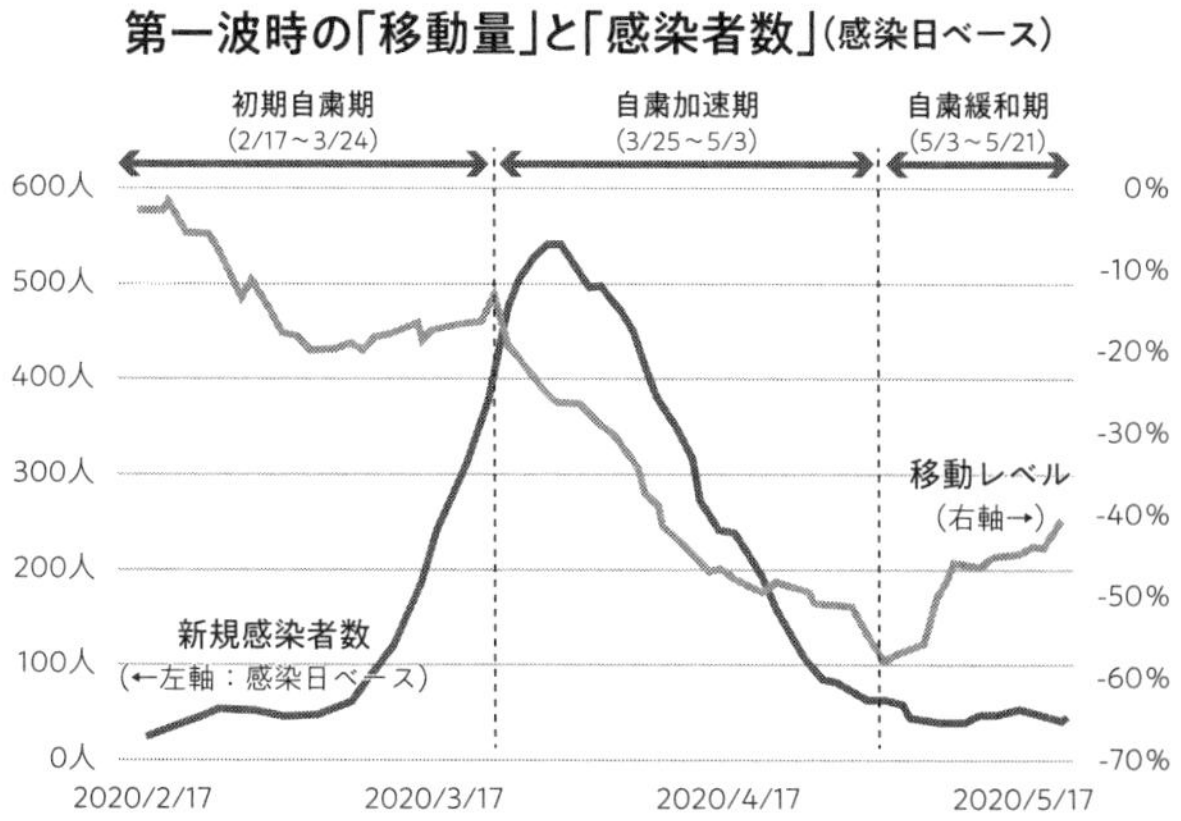

移動量：Google, World Community mobility Data の日本全国の "Transit" の平時からの減少量。
感染者数：報告と感染の間の時間差が２週間と想定し、感染報告日から感染日を推計したデータ。
両データとも7日間（前後3日間ずつ）移動平均データ。

図4　コロナ感染拡大「第一波」の折の移動量と感染者数の推移

「自粛」がどんどんキツくなっていったんですね。ここで、「自粛」のレベルで考えると、三つの期間に分けられます。「初期自粛期」と「自粛加速期」、そしてその後の「自粛緩和期」です。

２月中旬から３月下旬頃まで、人々は「ぼちぼち自粛」、していたんですね。だいたい、１割から２割弱の自粛をしていた。この「自粛」のレベルは、だいたい韓国や台湾の「自粛」の水準と同じような感じです。

ところが、新規感染者がその間、徐々に増えていって、それを受けて

3月23日に小池百合子東京都知事が「首都封鎖」「ロックダウン」もあり得るぞ、という記者会見を行うんですが、この頃から人々は一気に「自粛」し始めるんです。それが、「自粛加速期」。で、この間、緊急事態宣言が発令されるのですが（2020年4月7日）、この自粛加速期は5月上旬まで続いていって遂に人々は6割も「自粛」してしまう。一方で、感染者数はどんどん減っていって、人々は5月3日頃から、「自粛」を自発的に緩和し始めるんです。この頃まだまだ緊急事態宣言中で、それからもしばらくは宣言は続くんですが（首都圏と北海道は5月25日まで、大阪・京都・兵庫の3府県は21日まで、残りの39県は14日までそれぞれ継続された）、人々はお構いなしに行動を緩和し始める。で、宣言解除を待たずして、自粛率を4割近くまで縮小させるわけです。

こうみると、人々の自粛レベルっていうのは、感染が拡大すると自ずと進んで、減っていくと緩和していくっていう因果関係が明確にあるんです。が、逆に、自粛したら感染は減るのか、っていうと、全くそんな風にはデータからは見えないんです。まず、初期自粛期ですが、人々はこの頃、まずまず「自粛」するわけですが、別にそれで感染が収まるってことはなく、どんどん感染は増えていく。一方で、自粛加速期に入って、人々が一気に「自粛」を加速し始めるんですが、別にだからといって感染が減るのかっていうと、そんなことはなく、３月末頃までどんどん感染が増えていく。で、３月末頃から感染は減っていく。この頃だけ、一応、「自粛」が加速しながら、感染が減っていくっていう、皆がイメージする方向に両方のデータは動くんですが、自粛緩和期に入って、自粛がどんどん緩くなっても、全くリバウンドする気配もなく、感染者は減っていく。

こうやって見ると、「自粛加速と感染収束」が一致している時期っていうのは、全体の一部で、ほとんどの期間で「自粛しているのに感染が拡大している」とか「自粛緩和しているのに感染が減っていく」っていう現象が起こっているんです。

じゃあ、両者の間に関係があるのかっていうのを統計的に検証すると、全くない、って結果になるんです！　要するに「自粛」と「感染抑制」が関連しているかどうか、を調べるには、「自粛率」と「実効再生産数（＝感染者数の増加スピードのこと）の前日からの変化」の間の関連を見れば良いんですが、その相関係数っていうのを、この期間全体でとってみたら、なんと、

−0・009

しかない。もちろん、これはゼロとの統計的な有意差はほぼ皆無。普通この相関係数という数値は、0・6を超えると強い相関、0・4を超えると中くらいの相関、0・2を超えると弱い相関って言うんですが、この−0・009なんていう数字は、単なるゼロ、つまり、両方の数値には、な~んの関係もない！　ってことを意味するわけです。

木村　二回目の緊急事態宣言では、人の動きは宣言前とほとんど変わらなかったにもかかわらずコロナ陽性者数は減っていったという現実があります。

藤井　ホントそうです。先程の相関係数は、0・024で、統計的な0（＝無相関）との有意差は無い。ってことで、第二波が収まったのも「自粛」と関係しているなんて統計的には全く言えないわけです。

ちなみにこの「自粛」と「感染抑制」との関係を統計的に検証するために、今手元にあるデータを全て使って、感染が広がり始めた昨年（2020年）の2月19日から、今年（2021年）の5月25日で、先程の相関係数をとってみたら、やっぱり相関が無いっていう水準の－０・０１になった（無論これもまた、統計的に有意差はないという結果です）。念のために実効再生産数と自粛率の変化同士の相関係数をとっても、ほぼゼロという水準（０・０５５）。

だから、データを虚心坦懐、普通に眺めれば、「自粛したら、感染者が減る」なんて効果は全然存在しない、としか言いようがない。もちろん「ドンチャン騒ぎの頻度」とかのより精度の高い行動データがあれば、「ドンチャン騒ぎの自粛」が感染抑止に効果があるという結果が出ることもあるんでしょうが、行動の内容を問わずに「とにかく自粛する」「とにかくステイホームする」なんてことが感染を抑止する証拠なんて、全くもって、一切、ないんです！

で、この結果に基づいて「自粛」や活動レベルと感染拡大との関係を考察すると、少なくとも、次のようなことが言えるんじゃないかと思うんです。つまり、少なくとも去年（２０２０年）の２月から今年（２０２１年）の５月というある程度、人々が少なくとも１、２割は「自粛」するくらいに感染症に気を遣っている状況では、それ以上「自粛」を強化したところで感染速度を抑止する効果はほとんど見込めない。だから、凄く「自粛」している状況から少々それを緩和したところで、メディアなんかで言われているような感染の再拡大、つまり、「リバウンド」なんていう現象が起こってきたとは言えなかったわけです。

つまり、ある程度、コロナに対して、例えば大勢でのドンチャン騒ぎは控える、っていう程度の配慮は必要なのだろうとしても、4割とか5割とか、ましてや8割なんていう激しい「自粛」をする必要なんてさらさらない、っていうことが、このデータから示されるわけです。

「自粛」したい人たち

木村　なるほど、そうなんですね。実際、藤井先生がおっしゃるように、季節性のほうがファクターとしては強いかもしれないとも言われていますね。だから感染拡大と「自粛」との関係は、様々なデータや研究が出た後でないと、実際のところは分からないのではないかと思いますが。

藤井　もちろん、「ドンチャン騒ぎ」や「カラオケ」などのリスク行動の自粛は効果があるが、映画や電車に乗る等の自粛は感染抑止には無関係だ、なんていう風に、より詳細なデータがあれば、もっと精度の高い話が分かってくることはあるでしょうね。

でも、少なくとも行動の内容を考えない全般的な「自粛」が感染抑止に効果はない、あったとしても極めて限定的っていうのは、データとしてもう示されているとは思いますね。にもかかわらず、コロナ収束のために「自粛」が絶対に必要だという前提でテレビなどのメディアは情報を垂れ流し続けている。これは恐ろしい話です。

木村　そもそも日本の「自粛」は欧米の「ロックダウン」とはまったく違いますね。私にはその定義がよく分からない。

藤井　「自粛」っていうのは、ホントに曖昧な言葉ですね。命令してるのか強要してるのか依頼してるのか……。依頼なんだったら、無視したって良いはずだけど、なんだか無視していたら、行政だか社会だかよくわけの分からないところから変な圧力をかけられたりしますから、ホント不気味ですよね。

木村　欧米の「完全ロックダウン」は、人の動きを止めます。人の動きを止めれば感染の広がりを一時的に抑えることはできます。それなら分かりますが、日本の場合のファジーな「自粛」というのはいったい何なのかという話です。出歩いた国民に何らかの法的な罰則を科すのでもなく、「なるべく出歩かないで下さい」とお願いするだけ。

藤井　日本の場合は「自粛要請」に過ぎない。それなのに「自粛警察」がうろうろして、国民自身が国民を取り締まっていた。日本では高齢者と既往症のある人を除いてほとんどの人が命を落とすこともないというのにです。この日本人の性質はどこから来ているのかは改めて最終章で論じたいと思いますが……とにかく、２０２１年に入ってすぐに二回目の緊急事態宣言が出され、自粛要請が続きましたが、信じられないのは多くの国民が「もっと緊急事態宣言を続けてくれ」「自粛要請をしてくれ」と自ら求めていたことです。21年３月１日に報道された日経新聞とテレビ東京の世論調査（２月26〜28日）では、緊急事態「再延長を」が８割でした。

また、21年３月９日のＮＨＫの世論調査（21年３月５日から３日間）では、首都圏の緊急事態宣言を３月21日まで延長したことについて尋ねています。「２週間の延長期間をどう思うか」という質問に「適切だ」が39％、「短すぎる」が41％、「長すぎる」が５％、「宣言は解除すべきだった」が６％。

木村　世論調査は質問や選択項目で、バイアスがかかる可能性はありますけれども、それにしても高い数字です。

藤井　あっさり言って、今の日本人の精神の内には、「自粛」したい心理が明確に存在していると考えざるを得ないですね……。この心理はやはり、「緊急事態」っていう言葉そのものが持つ力の影響、ある種の言霊効果みたいなものもあるように思います。そもそも緊急事態宣言下というのは、文字通り「緊急事態」なので、何を言っても世間は聞く耳を持たない、っていう側面がある。「緊急事態なんだから、コロナが安全だとか、自粛しなくていいとか、そんな不謹慎なことを言うな」ってことになる。コロナについて論じること自体が不謹慎だという空気になるんです。だから今はとにかく自粛していればいいっていう風に思わせる魔力が、「緊急事態宣言」という言葉にはあるんじゃないかと感じます。

また、同じＮＨＫの世論調査では、「新型コロナウイルスに自分や家族が感染する不安をどの程度感じるか」との質問に、「大いに感じる」が33％、「ある程度感じる」が47％、「あまり感じない」が13％、「まったく感じない」が４％。変異ウイルスに「どの程度不安を感じるか」という質問には、「大いに感じる」が36％、「ある程度感じる」が44％、「あまり感じない」が14％、「まったく感じない」が２％です。

先ほども紹介した通り、政府の〝偉い〟方は「西浦さんがあれだけ煽っちゃったからしょうがないよ」と言っていましたが、「煽り」の効果がまだ続いていて、強烈な

「自粛」を求める声が後を絶たないわけです。これはもう「しょうがない」で済まされる話ではありません。

この「空気」を払拭するのは、大変ですよ。

コロナは風邪か風邪じゃないか

木村　それにはまず、コロナについて「分かっていること」と「分からないこと」を整理する必要があります。「コロナはただの風邪、恐るるに足らず」とする人たちもいますが、私はそれはちょっと言いすぎだと思っています。

藤井　僕も全くそう思います。仮に若者にとってはそうであっても、高齢者にとってはリスクは十分ありますからね。

木村　2020年の流行当初はもちろん、様々なことが分かってきた2021年春の時点であっても、「COVID-19」（新型コロナウイルス感染症）が新しいタイプの風邪であることは間違いありません。そしてはっきり分かったことは、この「新型コロナ」は多くの人にとっては、軽症であったり、無症状であったりしますが、ごく一部、高齢者や既往症がある方に重症者が出るということです。また、この新型コロナウイルスは、40％以上が発症前に人にうつすことが報告されており、インフルエンザなど他の呼吸器感染症より、発症前の感染確率が高い特徴があります。

新しいウイルスであるがゆえに流行当初は誰も免疫を持っていないため、感染が広がりやすく、重症化する人も一定数、出てきてしまう。そのため、免疫をつけるか、ワクチンを接種しながら収束させる以外の方法はありません。

ただ、10年経てばただの風邪の一種になります。今は過渡期なのです。「コロナウイルス」というのは医療関係者にとっては耳慣れた名称なのですが、一般にはあまり知られていないので、恐怖心が広がりやすかったのかもしれません。

藤井　耳慣れている「インフルエンザ」でも、毎年1万人近くが亡くなっていますが、それは誰も問題視しませんもんね。

木村　はい。新型コロナウイルスは新しいものだとはいえ、感染力や致死率で見た場合、例えばSARSやMERSなどの強力な感染症とは明らかに違うことが分かっています。そうである以上、私や藤井先生が当初から主張しているように、コロナ対策は「重症化しやすい、高齢者や既往症患者」を保護することをメインにすべきなのです。それ以外の人たちは基本的には交通事故以下の死亡率ですから、気を付けつつも普通に生活していいのです。

藤井 例えば3000万人以上が感染し、60万人もの死者が出ているアメリカやそれに続くイギリス、イタリアなどの都市と、日本とでは全く状況が違います。当初はともかくとしても、すでに一年半が経過しているわけで、日本における被害状況は十分分かったはずなのにもかかわらず、まだ「自粛」と言っている。海外では、日本の何倍、何十倍も被害が大きいにもかかわらず、それでもなおロックダウンには大きな不満があって「もうロックダウンはうんざりだ」っていう暴動が起きているくらいなのに、です。

木村 当初から言い続けていますが、欧米の数字から見れば、日本の感染者数は「さざ波」なのです。そして日本の「被害」は誤差のようなもの。にもかかわらず、緊急事態宣言を連発するのは理解に苦しみます。

藤井 今回のコロナの問題は、いかに日本人がイメージだけで感染症をとらえているかを露呈させました。そして過剰に、コロナに怯えている。これはいったいなぜなのか。

これまでも指摘してきた「バズらせ系」の煽り含みの情報に加え、報道や、SNS

によって目にする海外在住者の声が影響しているのではないかと思います。何のチェックも留保もなく、日本語で飛び込んでくる海外在住邦人の声です。「ニューヨークは大変なことになっている」「フランスは完璧にロックダウンしている」「日本は甘いんじゃないか」「このままでは日本もいずれ欧米のようになるぞ」という声に影響を受けてしまっている。

木村　フランス在住で、２ちゃんねる創設者の西村博之氏は日本政府の対応がフランスに比べて悪いとケチョンケチョンに言っていますが、フランスは日本より厳しいロックダウンを実施しても、一向に感染者が減らなかった。ということは、ロックダウンはやっても意味がないんですよ。

藤井　そうです。先程ご紹介したデータからも明らか、ですよね。もう一歩踏み込んで言えば、日本には、欧米コンプレックスが濃密にあり、「欧米でやってることを日本でやらなかったら、『自分たちは遅れてるんじゃないか』」と焦ってしまうところがあって、「とにかく欧米でやったことは日本も真似しなきゃ！」って思っちゃうところがあるんじゃないかと私は思うのです。だから欧米がロックダウンやむなし、となるほどの被害を出しているのにつられて、何のデータも見ずに、ほとんどパブロフのイヌの条件反射みたいに「自分たちももっと強烈に自粛しなきゃだめだ！」と思い込んじゃうんじゃないか。「〝さざ波〟程度の流行で欧米並みのロックダウン」を求めてしまう理由の根本には、こうした意識があるのではないかと思います。

「自粛」が経済を窒息させる

木村　イメージでコロナを捉えているというお話がありましたが、事実として日本を含め東アジアは感染者数、死亡者数が欧米に比べてけた違いに少ないわけですね。しかし、なぜそうなっているのかが分からない。これを突き止めるためにはデータを追う必要があります。

理由をきちんと説明できれば、国民も「欧米並みの自粛」を求めるようなことはなくなるでしょう。

しかし日本は、日本の感染者数・死亡数が少ないのは、一時的なものなのか、恒常的なものなのか、何らかの理由があるのか、について考えるためのデータを取っていません。

医学的には、免疫を司るT細胞（骨髄で生成されたリンパ球が胸腺に移送されて成熟したもの）が関与する細胞性免疫がコロナにかかりにくい理由なのではないかと言われています。エクアドルではブラジルなどの周辺諸国よりも感染者数が有意に低いのですが、調べてみると健常人の結構な割合の人がT細胞免疫を持っていたというのです。日本も抗体検査を行って、T細胞免疫を持つ人が多いことが分かれば、これほどまでの「自粛」を強いる必要はなくなるのですが、日本は抗体検査率が極めて低い。T細胞免疫を調べるのはそれほど難しくないにもかかわらず、です。理研ジェネシスが開発した検査キットがあり、結核検査でも行われている。データとエビデンスを突き合わせて、「自粛」の必要があるかどうかを本来、判断すべきなのです。

藤井　専門家にはそういうことを提言してもらいたいですね。

医師や感染症学の専門家らがイメージだけで言説を吐き、それをメディアがそのまま報じることで、恐怖感が増幅している現状は、看過すべきでない。

今は感染症との闘いを通り越して、「自粛」によって弱体化した日本経済そのものの息の根が止まるかどうかという瀬戸際のところまで来ています。「自粛」による人との交流の減少や、仕事を失ったことによる自殺者も増えている。

それなのにいまだ日本社会、日本政府は国民に「自粛」を強いて、旅行も、会食も、大学での対面の授業の機会まで奪っている。この現状は極めて非合理的、非理性的で野蛮とすら言いうる状況だと思います。

木村　特に若い人たちには同情を禁じ得ません。入学式、卒業式から始まって、修学旅行も林間学校も、学校行事が何もできない。

藤井　学校生活のすべてが、コロナの犠牲になってしまっています。特に大学は、対面授業の解禁も遅れています。流行当初、学生が感染して大学名が報道されたことで学校側はナーバスになったんでしょうが、「学生たちが学校に来られないことで発生するリスク」にどこまで向き合ったのか。大学では、同級生の顔を一年経って初めて直接見た、という学生も少なくない。親の経済状況が悪化して退学を余儀なくされた学生もいると聞きます。

学生をはじめ20歳以下の若者の自殺も増えています。一方でコロナが原因で亡くなった学生はいるのか？　という話なのです。

地方から都会の大学に入って、ただでさえ孤独で、ストレスを感じやすい時期なのに、友人を作る機会を持つこともできないまま、一年経ってしまったということもあったでしょう。下宿して一人で暮らしている大学生であれば、感染が命にかかわるような高齢者との接触さえ持たなければいいわけなんですから、若者全員に一律の「自粛」を課す必要はない。

「命か経済か」

木村　若年層でコロナによって命を落とした方もいますが、ごくごくレアなケースだけです。若者のコロナ死亡率は極めて低い。それなのになぜ、20代以下の若者全員から通常の生活や学びの機会を奪わなければならないのか。日本にはそうした発想がありません。

２０２０年に学校を卒業して新社会人になった人たちの中には、内定取り消しという事態に見舞われたり、入社はしたものの出社できないまま何カ月も過ごしたりという状況を強いられた人たちもたくさんいます。来年以降も、内部留保がなくなった会社が倒産したり、新卒採用を見合わせるような企業が出てくる可能性がある。そうなっていけば、藤井先生の懸念通り、経済の悪化だけでなく精神不安、生活不安から自殺に至るケースはもっと増えていくでしょう。ここまで若者に苦労を背負わせるのはおかしいですよ。

新型コロナを心配しなければならないのは、主として高齢者層です。感染しないよう、外出や会食などを我慢しなければならないのは本来、重症化の危険性が高い高齢者であり、医療的にも高齢者のケアを中心に考えておけばいい。それをせずに、なぜ若者にここまで我慢を強いなければならなかったのか。私は今も疑問に思っています。

私が今、もし若者だったら、「青春を返せ！」と言いたくなると思いますよ。

藤井 おっしゃる通りです。若者たちが失った時間は取り戻せないし、自殺してしまえば人生を取り戻すことができない。無意味な自粛要請によって経済苦に陥っている人々の生活は破綻寸前です。先に挙げた四つの論点のうちの四番目に当たりますが、経済の悪化はコロナ以上の被害をもたらしています。

こうなることは火を見るより明らかだったからこそ、当初から私は政府補償を徹底しろと主張すると同時に「過剰自粛をやめよ、経済・社会を動かせ！」と言っていたんです。西浦教授が「42万人死亡」を公表した直後に、『週刊新潮』（2020年5月21日号）に計量経済分析と解説のレポートを掲載して、西浦氏が言うような、通常の人出を8割抑えるような政策を実行したら、実質GDPは14・2％下落し、失業率は6・0～8・4％に達し、経済苦や精神衛生上の問題で、10年以上の長い歳月をかけて長期的には14万人自殺者が増加する懸念がある、と指摘しました。

「命か経済か」という二者択一を迫って、「カネの話の経済なんかより、命が大事だろ！　だから自粛シロ！」なんていう風潮に乗っかった「自粛警察」がいましたが、実は経済にも命がかかっているんです。同じ命である以上、コロナで死ぬか、自殺で死ぬかは当人には区別はありません。コロナによる死を抑えるために自殺者が増えるようなことはあってはならない。だからせめて政府が直接手を伸ばせる経済対策、例えば補償の提供や消費税の減税に関しては、どれだけやってもやりすぎということはない、と警鐘を鳴らしていましたが、政府は一向にこういう意見を聞き届けない。給付金は10万円を一回配っただけ。消費税減税なんて全然やらない。飲食店の休業要請に伴う補償金だって、全然足りてない……。こんなお寒い補償状況じゃ、「とにかく自粛シロ！」なんていう話は「死ね」って言われているに等しいっていう状況の人が、今、日本中にたくさんいる。しかも一年以上経ってみて、コロナの被害状況もだいたい分かってきた以上、「過度な自粛をやめて、自粛の水準をもっと適正化してできる範囲で経済や社会を動かせ！」という意見は暴論でも何でもない。

もちろんどうやったって、経済被害が出るので、「補償をもっと出せ！」っていう要求を政府に言い続けるのは必要です。だけど、そもそも人はパンのみにて生くるに非ずなんですから、経済的補償さえあれば店の営業も、イベントもできなくてかまわないという話こそが、暴論だと思います。

EUの財政凍結宣言

藤井 百万歩譲って、「感染症は怖い、だから過剰であろうがなんであろうが、とにかく最大限の自粛は当然だ」という半ば暴力的な態度に政府が出るとするのなら、それはそれで国にはできることがあったはずなんです。

欧米諸国は自粛やロックダウンを敢行しましたが、実は経済は、日本ほどは悪化していません。

図をご覧下さい（図5）。ご覧のように、欧米のG7のどの国も去年の4―6月期はロックダウン・自粛のせいで大幅に経済が後退したんです。その中で日本は一番経済被害が軽微だった。そもそも日本の感染拡大は欧米に比べて「さざ波」レベルだったんだから、そうなるのも当然です。むしろ「さざ波」レベルだったのにGDPの下落率は欧米に遜色がないくらいですから、やり過ぎの「自粛」だったわけです。とこ

G7各国の4-6月期、7-9月期の実質成長率と、
7-9月期の回復レベル

	(A)4-6実質成長率	(B)7-9実質成長率	−(B)／(A)
イギリス	-18.8%	16.0%	回復度 85%
フランス	-13.8%	18.7%	回復度 135%
イタリア	-13.0%	15.9%	回復度 122%
カナダ	-11.3%	8.9%	回復度 78%
ドイツ	-9.8%	8.5%	回復度 87%
アメリカ	-9.0%	7.5%	回復度 83%
日本	**-8.3%**	**5.3%**	**回復度 64%**

※G7中で日本は4-6月期の経済下落率は最も小さかったのに、最も回復していない国であった

図5　G7各国の 4-6 月期、7-9 月期の実質成長率と 7-9 月期の回復レベル

ろが、ロックダウンが解除された７―９月期を見ると、日本以外は凄まじく大きな回復を見せている。ロックダウンによる下落のほとんどをロックダウン後に回復している。でも、日本はその回復率がＧ７でダントツの最下位だった。

　なぜ、こういう結果になったのかというと、Ｇ７の欧米各国は、日本とは比較出来ないくらいの手厚い経済対策をやったからなんです。ではなぜ、各国は日本と違ってそうした対処が可能なのか。

　その理由は、諸外国は、国民に行動制限を強いた責任を取るために、

財政規律を凍結して、国民にできうる限りの補償や減税を行っているからです。例えばEUは2020年3月11日にWHOがパンデミックを表明してからわずか10日余りで、財政凍結宣言を出しています。

木村 素早いですね。

藤井 そうなんです。なぜ、こんなに早く対処できるのか。諸外国は「戦争」を前提に国家が作られているので、有事の際には財政規律を凍結する（つまり、EU規則で定めた政府の借り入れ上限の適用を停止することを正式に承認する）という仕組みができているんです。

木村 会議に財務省を呼ばないということですね。

藤井 はい。しばしば危機管理の議論では、重要事項のための閣議には財務大臣を参加させず、国家が生き残るために何が必要かを議論し、それが終わってから財務大臣にこれだけのカネを用立てろと命ずるべきだと言われているのですが、イギリスはまさに今、それをやっているわけです。例えば、全国民に所得の80％までを支払うという凄まじい補償を行ってる。

フランスも、法人に対して、売り上げが半分以下になったところにはその損失の

15％を補償し、個人にも所得の70％を補償したため、なんと２０２０年は倒産件数が近年で最も少なかったそうです。

それに対する批判もなくはないそうですが、国家としては各法人に対して「心配するな。飯はちゃんと国が食わせるから」という感覚なんですよね。そのうえ消費税をはじめとする各税を減税している。ドイツは標準税率を19％から16％に引き下げ、イギリスは飲食や観光業などにかかる税率を20％から５％に引き下げました。

木村　居酒屋やホテルなど、海外からの観光客はもちろん、国内の客もほとんど来なくなってしまったお店は、これまでの売り上げの８割くらいは補填しないともう立ち行かないですよね。

藤井　そう思うのが当然なので、他の国はみんなやっているんですね。国家がロックダウンをやって国民経済を止めて経済を激しく傷付けた責任を取り、補償を行う。これによって経済の落ち込みが軽減されるとともに、コロナ後の経済が劇的に活性化するんですよ。つまりみんな、今はロックダウンしているのでお金は配られても買い物にも旅行にも自由にはいけない状況ですが、コロナ問題が片付けば一気にお金を使うことになる。

一方日本は、財政規律は守られたままで、消費税は10％のまま。補償も飲食店や個人事業主を中心に行っているものの、直接には国民に一度10万円を配っただけです。完全に「財政緊縮バカ」になっているんですよ。

「有事」でも緊縮財政

木村　つまり日本の経済対策は「有事」モードではないということですね。

藤井　そうです。日本は「どのような状態を有事とするのか」が決まっていないだけでなく、誰が見ても「有事」と思うような事態になったとしても、即応できる仕組みが存在していないんです。

例えば安倍（晋三）総理は2020年4月7日の時点で、108兆円の緊急経済対策の実施を閣議決定しました（20日に117兆円に修正）。のちの会見で「世界最大級の経済対策」だと胸を張りましたが、完全なウソと断定せざるを得ない。そんな数字は単なるハリボテだからです。一般に政府が赤字国債などで調達し、政府の財布から支給する資金のことを「真水」と言いますが、日本の場合この「真水」は25兆円に過ぎず、後は納税の支払い猶予であったり、返済が求められる貸し付けであったりする

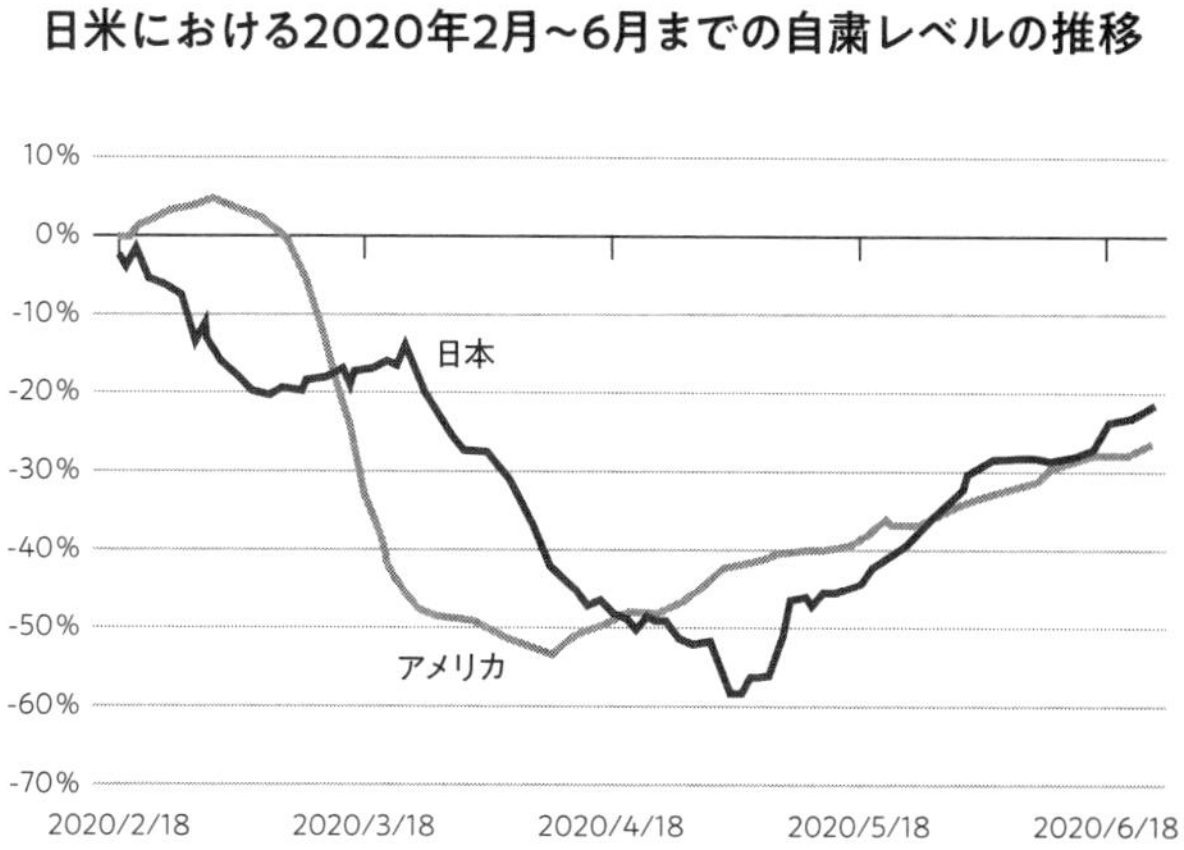

移動量：Google, World Community mobility Report の日本全国の "Transit" の平時からの減少量

図6　日米における 2020 年２月～６月までの自粛レベルの推移

「支援」を含めての額に過ぎない。

一方、アメリカはなんと、トランプの時代に「真水」で300兆円の支出を決定しています。しかもバイデン大統領になって、「真水」で400兆円をさらに追加している！

もちろん、感染状況の違いはありますが、「自粛」のレベルで言うと、アメリカとほとんど変わらないんです（図6）。

「さざ波」程度の感染拡大なのに、「自粛」についてだけ言えばアメリカとほとんど同じ、というか、ピークで見ればアメリカよりも激しい「自粛」を日本政府は国民に強いたわけですから、相応の経済対策が求められるはずです。少なくとも消費税の凍結や、本当の意味で「世界最大級」の真水の投入が必要になる。

しかしそれができない、あるいは政府与党からそうした声が聞こえてこないのは、財務省支配の結果であり、つまるところ政府が「国民の生命・生活」よりも「財政規律」を優先しているからです。命を守るために講じている「自粛」政策が、十分な補償がないままに強いられていることによって、経済の悪化を招き、命を守れない状況に至っている。こうした認識や危機を実感できないようでは、日本は今後、急速に衰退し、自滅することになりかねない。

木村　私はそれが当初から心配だったのです。

藤井　そうですよね。財政一つとってもこのザマです。経済状況の悪化は言うまでもありませんが、コロナで露呈したこの国家の脆弱性は度し難いものがある。国民がこの実態をしっかり認識できたら皆もの凄く驚くと思いますよ。政府の偉い人は「西浦さんが煽っちゃったからしょうがない」といって国民への正しい情報発信と自己判断を諦めて、全体主義的な「自粛」を強いる。一方で、緊縮財政の呪縛をこの機に解くこともできず、「自粛」と「緊縮」の両方で、国民を縛り上げ、シバキ倒す。それがいかに恐ろしい結果を招くか、その惨状から目を背けているように思います。

選良たるべき政治家も、誰も責任を取らない。責任を取りたくないから、医師や財務官僚という〝専門家〟の意見を丸のみし、医師や財務官僚のせいにして空気に流されて「自粛」と「緊縮」で国民の首を縛り上げる。この無責任体質。今は日本では国家組織の隅々に至るまで、こうした劣化現象が起きているのではないでしょうか。

世界中が成長軌道に乗る中で

木村　日本はそもそもがデフレ下にありますよね。
藤井　そうです。まず、そこが一般に知られていないですね。感染症学的に言うと、デフレーションというのは、〝経済の実効再生産数〟が「1」を切ってる状況なんです。つまり、「日本経済は収束」しつつあるわけで、このまま行けばゼロにどんどん近づく、ということ、それがデフレです。それは国が滅びるということです。
木村　いわゆる国勢がなくなっている。
藤井　そう。なくなっていっているのです。主要先進国は〝経済の実効再生産数〟が「1」を上回っているので、良い具合に〝経済パンデミック〟が広がりまくっているわけです。

木村　コロナをきっかけにデフレから脱却する方法はないのですか。

藤井　それはあります。世界大恐慌が終わったのは第二次世界大戦があったからなんです。すなわち、ある種の国家総動員的「戦争」があったときに初めてデフレから脱却ができるということがある。有事だからっていうことで、政府が普段の財政規律を取っ払って、徹底的に政府支出を拡大するからです。同じように、現在、世界経済はリーマンショックによって、世界大恐慌のような長期低迷期に入っていたんですね。そんな状況下でこのコロナ禍という「戦争」をきっかけに、各国が財政規律を撤廃することを通して政府支出を徹底拡大し、その結果として、世界中が成長軌道に乗る可能性が出てきました。

木村　世界は成長軌道に乗る可能性があると。

藤井　はい。しかし一方で、日本はこれに乗れない可能性がある。このコロナで100兆円の財政出動を行いましたが、早くも菅義偉《よしひで》政権からも自民党からも「コロナ増税」という声が挙がり始めています。社会保障料を上げて、コロナ増税をやると言っている。

もし、これをやれば世界中で日本だけが激しく凋落していくことになります。それでなくとも日本の凋落は予定調和として決まっていましたが、このコロナによってそれが一気に加速することになるという可能性があると思います。

危機感を感じて私は2020年11月に、『「自粛」と「緊縮」で日本は自滅する――菅総理への直言』（ビジネス社）という本を出したのですが、力及ばずこの提言が全く浸透していない。テレビが作っている「物語」と、私の提言内容の「食い合わせが悪い」からでしょうね。

木村　うなぎとスイカみたいなものですね。一緒に食べると腹痛ならぬ、認知的不協和を生み出してしまう。

藤井　まさにそうなのです。お金のためにあらゆる倫理、モラルをかなぐり捨てていながら、自分たちのふるまいが経済を大きく傷つけていることに全く気付いていない。メディアの無自覚の一端が、先ほど木村先生が証言された「ガンガン煽りましょう！」と言ったというテレビ局関係者の発言に如実に表れています。この問題は大きく取り上げるべきですよ。

木村　もっと悲しいのは、そこに多くの医師や専門家が乗っかってしまったこと。これについては次の章で詳しく触れたいと思います。

第3章

上から目線と専門バカ

「さざ波」で「医療崩壊」

木村　多くの人がコロナに恐怖心を覚えたおそらく最大の要因が「医療崩壊」でしょう。感染者を隔離するベッド数が少ないことに加え、重症化した患者を収容・治療する病床が足りなくなる。医療が逼迫し、通常医療も回らなくなる、と。それは当然で、自分が感染し、重症化した場合に、病院に入れない可能性があるとなれば誰でも恐怖を覚えます。

しかしどう考えてもおかしいのは、当初はともかく、コロナ禍で一年経っても、感染者数が増えると、すぐに「病床が逼迫している」という報道がなされることです。

確かに感染者数が増えれば重症患者も相対的に増えますが、なぜ世界一の病床数を誇る日本で逼迫するのか、です。ＯＥＣＤ（経済協力開発機構）のデータによると、人口１０００人当たりの病床数は日本が13・０床で、ドイツ８・０床、フランス５・９床、イタリア３・１床、米国２・９床、英国とカナダは２・５床。日本は主要７カ国では断トツで病床数が多いのですよ。

それにもかかわらず、欧米に比べれば「さざ波」程度の感染者増が起こるたびに「医療逼迫」するとして緊急事態宣言を発出している現状があります。

日本は約160万の病床がありますが、その中でコロナ病床は約3万床。つまりコロナ対応病床は全体のたった1・8％ですよ（2021年4月21日時点の厚労省データ）。

この間、政府、地方自治体、厚労省、日本医師会は国民に「自粛」を強要しているにもかかわらず、コロナ病床を増やす対応を全くしていなかったのです。病床確保に責任がある立場の人々による怠惰があったとしか言いようがありません。

藤井　おっしゃる通りです。政府が緊急事態宣言を出さざるを得ないのは、病床の確保ができていないからに尽きる。「医療崩壊する」「病床が逼迫する」「重症患者が収容待ちや自宅療養扱いされ、適切な医療を受けられない」という危険性が報道されたことで、国民が不安に感じる。「緊急事態宣言を出すべきだ」となり、政府もそれに従わざるを得なくなる。この繰り返しです。

つまり「医療崩壊」を回避するのが「絶対的な正義」なので、経済に打撃があることを承知で政府は緊急事態宣言を出したのです。国民も、それは「絶対的な正義」だと思っている。だから我慢したんですよ。

木村　医療関係者の方もギリギリの状況で頑張っている、だから私たちも我慢しよう、「医療崩壊」は何としても防がなければならないのだから、とそういう思いで「自粛」

を受け入れてきた方も多かったと思います。

藤井　そうですよね。確かに「自粛」によって医療崩壊を防ぐことができるかもしれない。しかしそれよりも政府がもっと直接的効率的にできることはコロナ病床を増やすことです。単純に需要と供給の問題で、「自粛」によって病床の需要を抑えるのではなく、コロナ対応病床の供給を増やせば「医療崩壊」は起きない。たった1・8%しかコロナ対応に使っていないのであれば、まだ病床を増やせるはずです。それを僕も盛世先生も、関西のテレビ番組をはじめあらゆる発言の機会をとらえて、一年以上にわたって主張し続けてきました。特に僕は経済財政政策も専門にしているから、政府が徹底的に支出を拡大してコロナ対応病床を増やせ、と言い続けてきた。

ところが、ですよ。一年経ってふたを開けてみたら、なんとコロナ対応病床が当初より減っていたんですよ！

コロナ病床が減っていた

木村　信じられませんよね。2020（令和2）年末から2021年頭にかけて、いわゆる「第三波」と言われる感染者数の増加があり、21年1月7日に再度緊急事態宣言が発出されました。ここまで感染者数が増えれば確かに病床は逼迫するだろうと思いましたが、よく見てみると、病床は増えていないばかりか、減っているわけですよ。日経新聞がこう報道しています。

〈入院者が3400人ほどだった5月中旬には、確保を見込む病床数は全国で3万床以上あった。それが第2波の8月中旬には約2万7000床に減った。第2波は若者中心で重症者も目立たなかったことから、危機感の薄れた自治体が積極的に上積みを進めなかったとみられる。

その後、第3波で感染者数は急増したが、病床数は12月末時点でも第2波から横ばいのままだ〉（日経新聞、2021年1月5日）

藤井　こんな話、信じられますか。そもそもコロナ前に「病床削減」を行っていた都道府県が多く、コロナ発生後に「減らすべきでなかった」という話が出ていたはずなんです。ところがなんの反省もなく、対応病床を減らしていた。考えられない愚策！

どうしたらこんなに愚かなことができるのか。

木村　感染症は「波」があるのは分かりきっていることですからね。言葉は悪いですが、「ふざけている」としか言いようがありません。

藤井　一般の国民にしてみれば、「医療関係者は未知の感染症のために最大限のリソースを割いて、事態に当たっている」と思っているでしょう。また、「医療崩壊、病床の逼迫とは、日本の医療リソースを限界まで投入しても感染者があふれてしまう事態を意味していて、その日が近づいている」というイメージを持っていると思います。

もう少し事態をよく観察している人でも、「コロナ対応に圧迫されて、別の病気や事故による怪我などで医療を必要としている人たちがすぐに治療を受けられなくなる事態を『医療崩壊』と言い、その日が迫っている」という認識をお持ちだったかと思います。

しかし実態は全く違うんです。

日本には世界有数の160万もの病床があり、全体で見ればコロナ患者を受け入れる余裕がまだまだあるにもかかわらず、「コロナ患者を余裕のある病院で受け入れられるようにしなかった」うえ、「コロナ病床を削減する」という挙にすら出ていたんです。医療崩壊を避けるために自粛するんだと健気に真面目に自粛していた一般の国民が素朴に信じてきたイメージとは全く違う状況が、日々医療現場にて繰り広げられていたんです。テレビ等を見て多くの国民が抱いていた医療崩壊の厳しい現場は、全体のごく一部の話でしかなかったんです。

木村　なぜこんなことになるのか。コロナ対応は主として公立・公的病院が行っています。日本における公立・公的病院は2割しかありませんから、対応できる病院がかなり限られてしまいます。

なぜ、8割の民間病院はコロナ対応病床を増やさないのか。要するにコロナ患者を受け入れても病院は儲からないからです。「儲からない」というとトゲがありますが、確かにコロナ患者を受け入れるには隔離個室、検査や処置のための医療器材、医療関係者を守るための防護服などのコストがかかりますし、一般病棟の閉鎖、外来患者の制限などが必要になる。医師も生活しなければなりませんから、こうした点は考慮されてしかるべきではあります。

また院内感染でクラスターが発生すれば、すべての通常業務を停止しなければなりませんし、院内感染の事実が報じられることによる風評被害、その影響による病院経営の悪化も免れません。公立・公的病院と違い、民間病院のこうした損失は補助金でカバーされないため、おいそれとコロナ患者を受け入れられないという実態もあります。

　そうであれば国が補助金を出す、あるいは基金を作るなどしてこうした民間病院を支援し、コロナ対応に当たってもらえるようサポートすればいいのではないかと思いますし、実際にそうした提言も出ていますが、退けられて今に至ります。

　ともかく、どこかの病院がコロナ受け入れを増やす必要があります。現在は、一部の病院でコロナ受け入れをしていますが、院内感染を起こしやすい環境にあって、医療従事者や医療機関が疲弊しています。そうであれば、くじ引きででも、コロナ対応をする病院を決めて、コロナ専門病院にするなどの取り組みが必要です。誰もＰＴＡ会長はしたくないので、最後はくじ引きで決める、という方法と同じです。もちろん、公的医療機関が当たりやすい方法でくじ引きを行います。

　日本とは桁違いの感染状況である欧米でも、ほとんど医療崩壊を起こしていないのに、日本で医療崩壊になると訴えていることが異常です。病床を増やす努力をせずに、国民に自粛を強要する。それによって経済苦を抱え、自殺に至る人まで出ているのに、この状況を放置している厚労省や日本医師会には怒りを禁じ得ません。

尾身会長は科学的な姿勢ではない

藤井　最もひどいのは、政府の新型コロナウイルス感染症対策分科会の尾身茂会長ですよ。２０２1年3月5日の参院予算委員会でコロナ流行の終息時期を聞かれた尾身会長は、年内に日本人の6、7割がワクチンを打ったと仮定した場合、「病気に対するイメージは変わると思うが、時々はクラスターが起きると思う」としました。

また、「今年の冬まではまだ感染が広がって、重症者も時々出る」「年を越えて一般のインフルエンザと同じような気持ちを人々が持って、そのときが終息」と述べています。

これ、どういう意味か分かりますか。つまり「みんなの脳からコロナに対する恐怖心が消えれば、その時に流行は終息する」と言っているのですよ。ワクチンがある現状を考えれば「コロナウイルスの恐怖は皆さんの脳内にしか存在しないんですよ」と言っているのと変わりません。こんなこと、科学的な姿勢とは言えません。科学者ならば、人々が恐れていようが恐れてなかろうが、客観的な基準＝クライテリオンを科学の視点から定義し、それをクリアすれば終息だと言うべきです。さもなければ、科学者の意味なんて何もない。怖がらなくなれば終息だなんて、素人でも言えるじゃないですか。

木村　尾身会長が理事長を務める地域医療機能推進機構では私がメディアで指摘した当初は極めて少数のコロナ患者しか受け入れていなかったけれども、現在では受け入れているとのことで感謝しています。今、多くの医療機関では、少数のコロナ患者を受け入れるために、レッドゾーンを分けたり、二重にマスクをしたりと、大変な負担がかかっています。ですから尾身会長はご自身に縁のある自治医科大学附属病院をコロナ専門病院にするなど、ゼロコロナのような非現実的路線ではなく、安心して新型コロナにかかれるよう、先駆者となってほしいものです。

藤井　私は2020年5月21日に、尾身会長と西浦教授に公開質問状を出しました。〈【正式の回答を要請します】　わたしは、西浦・尾身氏らによる「GW明けの緊急事態延長」支持は「大罪」であると考えます。〉というものです。

しかし、これに明確な回答をいただいていません。一部からは「素人が専門家を批判するな！」と、散々批判されました。権威主義も極まれりという感じですが、当方が問うたのは、新規感染者数の推移のデータ、とりわけ実効再生産数の推移データを見ればGW（ゴールデンウィーク）明けに緊急事態宣言を継続する必要性があるとは到底言えず、相当控え目に言ったとしても解除してもよい可能性は決してゼロではないという事の証拠となるデータを専門家達は持っていた、にもかかわらずそういうことをなぜ、発言しなかったのか、という一点です。その発言をしなかったから緊急事態宣言が継続され、経済被害が拡大していったわけですから、継続の必要性がない可能性がある、という程度のことは言っておくべきだったのではないか。にもかかわらずそれを一切口にしなかったことで宣言延長が決定的となり、その結果、経済被害、社会被害が生ずることが確定したじゃないか、これは極めて罪深い振る舞いなのではないか、という点を指摘したわけです。

こういう分析は、医学的問題ではなく、あくまでも、統計学的な時系列分析の話であって、いわばそういう問題は当方の専門領域のど真ん中の問題なわけであって、決して素人ではないんですが、一般の方にはそういうことは分からないんでしょうね。そもそも学者の世界では公開質問なんて極めて一般的で、真理追究のためならば証拠と論理さえしっかりしていれば専門分野なんて無関係に公開質問を繰り返すくらい当たり前の話です。そういう学者の世界の空気をご存じない彼らからすれば当方が素人で、西浦氏、尾身氏は玄人で、かつ、素人が玄人に質問するなんて、恥知らずの無礼者だと見えたんでしょう。

とにかく、当方の目からすれば、そうした「専門家」達は極めて非科学的な発言を繰り返しているようにしか見えなかったし、今でもそうです。それが一般の方には分からなかったとしても、やはりアカデミズムの世界の人間がしっかりとこうした指摘をしておかないと、似非科学が暴走することにも繋がりかねない。科学というものは、常に疑問を持ち、様々な角度から検証するべきもののはずです。それを「専門家に疑問を呈すな」「専門外のやつは黙ってろ」というのだから、驚いてしまう。権威主義、あるいは医療神聖視のようなものが、我が国に蔓延していると思います。

木村　考えてみたら、新型コロナウイルスは一昨年12月までなかったわけですから、「新型コロナ専門家」はいないはずです。存在しなかったものの専門家なんているわけないじゃないですか。

藤井　しかも「コロナ禍」の本質にはそもそも「感染症拡大」と「自粛現象」という二つのコアがあります。前者が健康被害をもたらし、後者が経済社会被害をもたらしている。そしてその両方の領域をまたぐ専門家はいない。感染症の専門家は感染症については幾分の知見があるのかもしれないけれども、自粛行動については専門家ではない。一方で私は、自粛行動を含めた交通行動、都市行動の領域の研究の研究室出身で、その分野で学位をとり、今日にいたるまでその分野の様々な学会で様々な仕事を重ねてきた専門家です。つまり、コロナ禍の半分は私の専門領域なんです。しかも、当方の研究領域には、リスク心理学も含まれている。つまりコロナリスクに対して人々がどういう風に認識し、どのような対応行動を図るのか、そして、そういう人々にどういう情報を提供することが必要なのか、という研究を、同じく長年続けてきているんです。これもまた「自粛現象」の重要な一側面です。

木村　藤井先生は「自粛現象」の専門家だということですね。

藤井　しかし、「自粛現象」といっても「コロナについての自粛現象」だから、おまえは専門家じゃないと世間からは言われます。でもそうであれば、「感染症の専門家」も「新型コロナウイルス感染症の専門家」ではないわけで、しかも、「自粛現象」についてては全く専門外だとも言わないといけなくなるでしょうね。ホントにおかしな話です。

専門家を疑わない

木村　病院で働く「感染症専門家」の一部に感染症専門医がいます。この人達は「この感染症にはどんな薬が有効か」というアドバイスをする専門家で、一般的に重症者対応は得意ではありません。分科会会長の尾身氏も同様で、とうてい重症者対応のプロとは言えないのではないのでしょうか。新型コロナは誰をＩＣＵに入れるかなどの判断を含めた、重症者対応こそが肝なのです。彼らは真の意味で主治医になったことがない。その彼らがなぜ重症者の対応について提言ができるのかということなのです。本来は東京慈恵会医科大学教授で血管外科医の大木隆生先生のような人が尾身氏より重症者対応の適任者と思います。

感染症専門医のもう一つの主だった仕事は、いわゆる会社におけるリスクマネジメントの部署のようなもので、例えば院内感染が起こった場合に仕事が生まれます。一例としては、院内感染が起こり、いろんな抗生剤を作ると耐性菌ができますが、その耐性菌ができたときに彼らが呼ばれます。そしてその耐性菌を徹底的につぶすことが仕事なのです。ですから病院経営や患者の治療などには原則、関係がない。極論すれば、病院がつぶれようが、他の患者が危篤になろうが、その耐性菌をひたすらゼロにすることだけにすべてを費やすというイメージです。だからコロナを徹底的にやっつけるという発想になるのですよ。

それが今の分科会のやり方で、あの尾身会長の発言になるわけです。とにかくもう自粛、自粛。国がつぶれようが、他の病気で人が亡くなろうが、若者がどうなろうが、人が自殺しようが、そんなの関係ない。自分たちのテリトリーではありませんからね。

藤井　だから今回のコロナ禍の問題点は「専門家の言ってることは正しい」が前提となっていることなのです。しかも、その「専門家」が、一体何の「専門家」なのかについて頓着せず、とりあえず医学系の人ならばまぁ専門家なんだろう、ましてや「感染症専門家」なら何だかよく分からないがとにかく完璧な専門家だろうという程度の曖昧な基準で素人の皆さんが専門家かどうかを選別してしまっている。で、そんないい加減な定義で専門家だと思い込んだ専門家を疑わない、信じちゃうっていう極めて愚かな現象が起こっている。で、そんなこんなで、「ある種の専門家支配」が起こってしまっている。

それがなかったらみんな西浦教授や尾身会長に対して疑問を呈することができるはずなのに、ほとんど誰も言わないですよね。我々が闘っている相手の一つは「専門家権威主義」なんです。

僕は自分が専門家だからこそ、より一層、専門家がどれだけバカか分かっています。はっきり言って同業者にはバカが山ほどいる。「ある分野の専門領域」っていうのは一つの会社みたいなものです。で、どの会社も一部は優秀な人がいるでしょうけど、それ以外の人は大して優秀じゃない、有り体に言えば、その優秀な人に比べればバカなわけです。だから、どんな会社にも8割方バカがいるように、どんな専門領域でも一部に優秀な人もいるが、8割方はバカなわけで、したがって、専門家の8割はバカだってことなんです！

ちなみに僕の古い友人に医師がいるんですが、彼は「俺はめちゃ優秀やでぇ〜」って凄く言うんです。その台詞だけ聞くとやっぱりちょっと引いてしまうところはなくはないんですが（苦笑）、それでもやはり彼の今の地位を見ているとホントに優秀なんだと思います。で、彼がいつも口癖みたいに「まぁ、医者なんてほとんどバカやけどな。誰も俯瞰的にもの考えてる奴なんかオラン。まぁ、俺はちゃうけどな」って言っているんですが、それってやっぱり、一面の真理なんだと思います。

でも、そういう8割のバカであっても「専門家」というだけで、テレビに出て偉そうに話すわけです。しかも、その専門家っていうのは、せいぜい知識を持っているのは、その専門領域だけ。ちょっとでも領域がずれれば単なるズブの素人と変わらない。だから、専門領域内でもバカがたくさんいて、専門領域外のことになるともう途轍もないバカなのに、エラソーにあれこれ適当なことをしゃべり倒す。それにもかかわらず、そんないい加減な言葉を「専門家のお言葉だ」ってことで世間が拝聴する。そういう専門家権威主義が今、日本をダメにしています。

で、そんな専門家権威主義者たちが欲しいのはとりあえずの答えであって、真実ではない。彼らにとって真実なんて、ホンットにどうでもいい。「専門家」という存在があれば、その言説を丸呑みしておけば安心。仮にそれがホントの専門家でなくても良い。専門家だって皆が信用しさえすればそれで良いわけです。で、そんな専門家のお言葉を使って、叩きたい奴がいれば、誰彼となく叩くことができる。これについては後に詳しく話しますが、そんな話なんです。

だから僕は専門領域を可能な限り広げると同時に、メディアでの発言や言論をする時には専門家としてでなく、あくまでも専門知識を幾分持った常識をベースにした「言論人」として話すことを心がけています。それは師匠の言論人、西部邁先生から学んだ姿勢ですが、そういう姿勢は今、急速に日本のメディア、言論界から蒸発しつつある。本当に憂うべき状況です。

日本医師会会長の「上から目線」

藤井　ところでこの話の延長で思い出しましたけど、日本医師会の中川俊男会長の2021年1月20日に行われた会見での発言も耳を疑うようなものでしたね。「現在、緊急事態宣言地域を中心に医療崩壊という状態が多発し、日常化してきました。これが面で起こると医療が壊滅状態になります」「現状のままではトリアージもせざるを得ない状態です」などと医療の危機感を訴えました。

木村　この会見は生中継で見ましたが、脳しんとうを起こしそうになりましたよ。どこまで「上から目線」なのか。

藤井　中川会長はこうも述べています。

〈新型コロナウイルスの流行下において、日本は諸外国に比べ病床数が多いにもかかわらず、なぜ医療崩壊が進んでいるのか。医療関係者の努力が足りないのではないかという指摘がある。諸外国は日本よりも新型コロナウイルスの患者数が多く、かつ病床数が少ないにもかかわらず、まだ対応できているのではないかという声がある。これらの指摘に対して、全国の医療関係者は深く傷ついている〉

木村　新型コロナウイルスの最前線で働いていらっしゃる医療関係者のことを責めたことは一度もありませんよ！

藤井　中川会長が上げた「指摘」は、我々も述べてきたものです。この「指摘」に対して中川会長は、「これらの指摘は正しくない」とし、その理由をこう述べています。

〈欧米ではすでに昨年の第1波の時点で、日本でいう医療崩壊が起こり、医療のトリアージが進んだ。そして、多くの死者が発生した。これまでの死者数はG7の中で見るとアメリカ、イギリス、フランス、イタリアは人口100万人あたり1000名以上になっている。一方、日本は人口100万人あたり、約30人と報告されている〉

〈日本では適正な病床数と医療従事者の献身的な努力によって何とか助かる命を助け、瀬戸際で医療崩壊を防いできた〉

そして、「国によって病床の定義が異なり、単純に比較することは適切ではない」などと御託を並べています。

木村　「医療崩壊だ」と騒いでいて、「適正な病床数」が分からないわけがないでしょう。

藤井　ホント、そうです。さらに日本医事新報社のインタビューでも「なぜ病床数の多い日本で医療崩壊が起きるのか」という疑問に対して、中川会長はこう答えています。

〈私たちが言う「医療崩壊」は「必要な時に適切な医療を提供できない・受けられない」ということです。「まだコロナ患者を受け入れていない病院がたくさんあるから医療崩壊じゃないだろう」と言う人がいますが、それは違います。医療崩壊は「点」で起こる。「面」で起こった時に医療壊滅になる。医療壊滅していないから医療崩壊ではないとは言えません〉

これは酷い詭弁ですね。特定の病院は需要が一杯だが、余所には空いているところ、場合によっちゃガラガラのところがある、っていう話です。でも多くの国民は、例えば「大阪で医療崩壊だ！」っていうと、大阪全体で医療崩壊が起こってる、つまり、大阪全体で、中川さんが言う「医療壊滅」が起こってるっていうイメージで認識している。だったら、空いている所の病床を使ってコロナ対策をしてほしい、って皆思ってるはずです。にもかかわらず、中川さんは、次のようにさらに、俺たちが悪いんじゃない、メディアやイメージで踊る大衆が悪いんだというような言い方をされるわけです。

〈メディアには医療の専門誌から一般紙・大衆週刊誌までいろいろなレベルがありますが、一般紙・大衆週刊誌は、混乱が起きた時にスケープゴートを作って誰が悪いという報道をする傾向がある〉

〈「民間病院がコロナ患者を受け入れない」と言いますが、医療提供体制を崩壊させないためには、通常の医療がしっかり行われた上で、COVID-19の診療が進められなければならない。患者数は圧倒的に通常の医療のほうが多いのだから、「全員コロナをやれ」というのはあり得ないし許されることではありません〉（共に2021年2月6日発行）

他の業界で許されない言説

木村　多くの医療関係者がこの中川発言を腹立たしく思ったはずです。「こんな人を医師の代表だと思ってほしくないよ」と。
誰も「全員コロナをやれ」なんて言っていません。もちろんコロナ以外の病気に対応しなければならないのは当然ですが、目の前で溢れてきているコロナ患者を受け入れる努力をすべきではないか、と言っているに過ぎません。

病床逼迫による医療崩壊を防ぐために、緊急事態宣言を出し、「自粛」を強いているわけです。にもかかわらず、この中川氏の発言は、「医療キャパシティを増やすために、飲食店や国民が犠牲になればいい」という恐ろしいまでの「上から目線」です。コロナの現場医師には本当に努力していただいていますが、日本医師会は非協力的な開業医に対して病床確保を死に物狂いで働きかけたんですかと問いたい。開業医たちにこそ「上から目線」でものを言っていただきたい。

中川氏はこう言うべきだったのではないですか。まず、「自粛」を頑張っている国民に感謝して、その上で、「コロナ対応病床を増やすには時間がかかる。専門の医師やスタッフも要る。こちらも何とか体制を整えるから、今しばらく国民の皆さんに耐えてほしい」。

これが普通の感覚ですよ。

藤井　ホンットに、その通りですね。

木村　逼迫どころか店を畳まなければならない、首を括らなければならないという飲食店や観光業の人たちだっている。そうした現状を前に「私達はコロナ以外の病気も診なければならないから、コロナ患者は受け入れません」などと、どの口が言うのか。

藤井　経済の上に人々の生活、命が乗っかっているんですからね。経済が失われれば命も失われていく。

木村　まったくその通りです。経済と人の命は密接につながっている。それなのに「経済は後回しでいい」と言わんばかりの主張は、少なくとも人の命を救う医師が口にしていい言葉ではありません。

藤井　これ、日本人はとかく医師に対して、「命を救ってくれるお医者様」っていう目線で、もの凄く目上の人だと見なす傾向が強いから、医師がどれだけ傲慢なことを言っても違和感を感じる人が少ないんでしょうけど、他の業界がこんなことを言ったら大変なことになりますよ。例えば停電が起きた場合、たとえ原因が不慮の事故であり電力会社に責任がなくても「ご迷惑をおかけします。復旧まで全力で対応しますので今しばらくお待ち下さい」と頭を下げますよね。電力需要が増えすぎて節電をお願いする場合でも同じです。「復旧に尽力します」「どうか節電にご協力を」というのが普通。「我々は一生懸命やっているが、電気を無駄に使う人たちがいるので停電はもう避けられない。だからとにかく電気使用をお控え下さい」なんてことを東京電力や関西電力の社長が言ったら大炎上になりますよ！

医療業界以外、こんな「上から目線」な言い方はしない。医療業界だけがこれを許されているというのは、本当に憤りを感じます。

ただし多くの医師の名誉のために申し上げておくと、コロナ対応に率先して協力している方々は、赤字覚悟で、感染も恐れず、いわば義侠心や医師としての使命感から患者さんを救ったんだと思います。日本感染症学会の舘田一博理事長によれば、勤務先の東邦大学の運営病院（特定機能病院）はコロナ患者を受け入れたことで「数十億円の赤字になった」と言います。モラリスティックなお医者さん、医療関係者の方がたくさんおられて、だから世間的にも「医療関係者に感謝しよう」という空気やムードが広がったんです。

しかし一方で、民間の医師を取りまとめる日本医師会の会長で、病床数を確保して「分母」を増やすことができる立場にいる中川氏が、自らは努力をせず、「医療崩壊」という言葉で国民を脅し、「自粛」を強要する。「自粛」をしない国民に対して「医療が逼迫する。コロナ患者だけでなく、他の病気で治療を必要としている人たちの命も危険にさらしている。どうしてくれるんだ」と「上から目線」で恫喝する。「我々は崇高な仕事をしている。それ以外の国民は黙って我慢してろ」と言わんばかりの、この特権意識はどこからくるのか。これは相当に根深い深刻な問題ですから……後にじっくり考察しましょう。

「８割おじさん」のバズワード

木村　中川さんは「８割おじさん」こと西浦教授を「高く評価している」と述べています。そして「感染防止こそ経済対策だ」「感染状況を落ち着かせてから経済を回すべき」とも述べていますね。

藤井　中川氏も、他の医師や専門家も西浦教授を持ち上げるのですが、それは彼らにとって西浦氏の言説が都合がよかったからなんでしょうね。西浦さんの方も、自分の主張を関係者が都合よく使ってくれるだろうとあらかじめ忖度して、餌をまいたんですよ。前に指摘したように「バズらせ系専門家」そのものです。

木村　西浦教授は一見、データを使っているように見えますが、言ってしまえば彼のやっていることは「机上の空論」そのもので、理論上の数理モデルでしかない。鉛筆をなめて「これくらい人出を抑えれば感染はこれくらい抑えられます」と言っているに過ぎないんです。「8割抑えればいい」という時に、それが実現可能なのか不可能なのかまでは問うていない。

不可能な数字をいくら出しても何の意味もありませんし、感染に気を付けながら人と会うのと、そうでないのとでは「人との接触」と言っても条件がまるで違うじゃないですか。そういうことが考慮されていないんです。

藤井 彼は各パラメーターの推計もしていませんからね。通常、計量モデルを出す際には、様々な条件を考慮しなければならない。

例えば、再生産数や重症化率なんていうもの凄く基本的なパラメーターも、年齢や気温にも影響を受けますし、手をきちんと洗うのかどうか、うがいをどれくらいするのか、目鼻口をどれくらい触っているのか、などにももの凄く大きな影響を受ける。ところが西浦教授は一切の留保も条件もつけずに「人との接触を8割減らせ」「さもなくば、最悪で42万人死ぬ」と言った。これは明らかに「バズらせ系専門家」のやり口だし、そもそも行動計量学で言うなら、玄人とは到底思えない。素人の所業のようにしか見えません。

木村　そうなのですか。

藤井　はい。西浦さんは、「42万人死亡」との予測を出す際に、「実効再生産数」を「2・5」としていましたよね。実効再生産数とは、コロナ陽性者一人から平均で何人に感染が広がるかを示す数字ですが、これはあまりに高すぎる数値です。実際は、どの都道府県の数値を見ても、「1」を切るか、少し超える程度。爆発的に患者が増えた大阪府の２０２１年3月頃のデータでも、実効再生産数は「1・３８」と推計されています。

1人の患者が2人以上に感染させるという西浦推計で計算すれば、当然感染者数は倍々ゲームで増えていく。しかし実際は、「1」前後でしかない。こんなあり得ない数字を使って「42万人死ぬ！」と言っていたことを、西浦氏は少なくとも反省し、世間、世論に対して現実と予測値との間の乖離の原因を誰もが納得できる形で合理的に説明すべきでしょう。

ところが西浦氏は反省するどころか、その時の味を占めて、「バズらせ系発言」を繰り返している。２０２1年4月にも、感染者増を背景にこう述べています。

〈おおかたの国民へのワクチン接種が1年後にできているのなら、東京五輪も1年

「再延期」するのが、有効な選択肢ではないでしょうか。延期に伴う費用と感染者増を天秤にかけた時、どちらが重いかは言うまでもありません〉

〈（オリンピックの）開幕があと3カ月に迫った状況で、日本は最大の危機を迎えています。五輪の「1年延期」を、選手を含め、広く議論してもらえないでしょうか。政府の英断を望みます〉（共に『週刊文春』2021年4月22日号）

またしても「最大の危機」などという〝バズワード〟を使って、危険を煽っている。

木村 五輪反対の「波」が来ていましたからね。

藤井 そうです。五輪反対の人たちや、再度の緊急事態宣言を求める人たちを煽っているとしか思えない。「よくぞ言ってくれた」「あの西浦さんが言うのだから」と、バズることを想定して発言しているようにしか見えないわけです。この繰り返し。でも、なぜ4月の状況で最大の危機だなんて言えるんでしょうか。4月22日号っていうのは、4月15日発売ですから、まぁ取材は4月10日頃でしょう。その頃の一日の新規感染者数はだいたい3500人。第三波のピーク時には最大で8000人くらいいっていましたから、その半分程度の水準。しかも、その頃の実効再生産数は1・2しかない。だからそんな状況下でよくもまぁ、最大の危機なんて言えたモノだなぁと。唖然とするほかありません。

　ここには、西浦教授の「感染症を抑えるためなら人が死んでもかまわない」と言っても過言ではない思想が透けて見えています。ここでは「五輪延期費用」と「感染者増」を天秤にかけていますが、彼の発想では「経済悪化」と「感染者増」でも同じことです。

「どちらが重いかは言うまでもありません」という〝キラーワード〟が出るわけです。

木村　「命か経済か」という二択を迫る、と。

藤井　そうです。そう言われれば、条件反射的に「カネ（経済）より命が大事だ！」って答えるに決まってるわけです。ホント卑劣なやり方だと思います。さらに言えば、数理疫学者は医療体制に対して何ら考慮していませんね。自分の専門のことしか考えていない。他の影響を多角的に考慮して最善を探ろうという姿勢があるようには見えない。これは「専門バカ」と言われても致し方ないのではないでしょうか。

木村　経済には人の首がつながっていますから、その二択はおかしいと思います。医療界であれ、学者であれ、官庁であれ、妙なセクショナリズムに囚われているのでしょう。ただ、西浦教授のシミュレーションは一研究者の研究発表であり、これだけによって日本の新型コロナウイルス対策が決定されたとしたら、極めて情けない話です。これは西浦教授だけでなく、分科会会長の尾身氏にも当てはまります。彼らは悪くないというわけではなく、彼らの提言する、おそらくは新型コロナウイルス感染症からかなりずれた方針を政府が享受しているとすれば、大きな問題だということです。

医師会と厚労省の不作為

藤井　コロナ対応病床を増やさなかったのは医師会に大きな責任があるとは思いますが、やはりコロナ対応病床を増やす努力をお座なりにしたまま、緊急事態宣言を軽々しく連発する政府にも大きな問題がある。それはとてつもない不道徳な話です。全体の1・8%しかないコロナ病床を5倍や10倍に増やすことができれば、医療崩壊は起こらず、緊急事態宣言も必要ない、ということになっていたはずです。仮に10倍が難しくとも、2、3倍にするだけで、緊急事態宣言の頻度も期間ももっと最小化することができたであろうことは間違いありません。

そもそも東京には1400万人もの人が住んでいるのに、重症者病床が200床しかないってどういうことですか、と誰もが思うでしょう。

木村　２０２０年12月１日になって、東京都は重症患者向けのベッドを50床増やして２００床確保するよう、都内の医療機関に通知を出したというような状況でした。21年５月29日現在は、３７３床を確保しています。

藤井　大阪で言えば、２０２１年４月５日に「まん延防止等重点措置」を適用しても感染者数が減らない状況があり、４月後半から大阪の感染者数が急増し始めました。でも、重症者病床数は２２４床しかなかったのです。４月13日の時点で、その２２４の重症者病床数を、２３３人の重症患者数が上回り、「医療危機が起こる」と慌てだした。

一年以上経っても、大阪府の人口８８０万人に対し、重症者の病床が２２４床しかないんですよ。政府も大阪府も、この間、一体何をやっていたのか。イソジンでうがいをすれば大丈夫、だと本気で思っていたのでしょうか。

こんな状況ですから、その後、４月25日に緊急事態宣言を発出するに至るわけです。

政府が対応病床を増やし、「まだコロナ病床に余裕があります」となれば、緊急事態宣言も必要がなくなります。少なくとも、これほどの頻度と期間で出す必要はなくなる。

それなのに病床を増やすことがなぜできないのか。呼吸器系の専門医を集めることができないなど、医師会の非協力も原因ですし、コロナ対応病院の８割が赤字となり、スタッフの給料やボーナスがカットになったりした問題もあります。

しかしそうした問題を放置したのは政府ですよ。コロナ対応をすれば一般の患者が減って経営が苦しくなる、その上、コロナ感染症が小康状態になれば患者が少なくなり、圧倒的な経営赤字となる、っていう状況は去年（２０２０年）からその筋では誰もが知る周知の事実だったのです。だから政府は「コロナ対応に協力してくれてありがとう」と補助金を出し、むしろ協力した方が採算が上がるような制度をつくっておかなければならなかったのです。最初はともかく、感染が少し下火になっている間に制度だけでも作っておけば、秋から冬、冬から春にかけての感染者増の時期を乗り切れたはずです。

木村　これも厚労省の怠惰としか言いようがないのです。政府は20年の補正予算でコロナ対策予備費として約10兆円を確保していたのに、病床確保や医療機関への補助金としてはほとんど使わずにきた。時短要請に応じた店舗への協力金や、中小企業や個人事業主の持続化給付金が主な使途だったと報じられていますが、なぜ厚労省が予算を取りに行かなかったのか不思議でなりません。

藤井　官邸にいた感覚からすると「予算は形式上、計上はしたけれど、使うなよ」という圧力が陰に陽にあったとしか考えられないですね……。厚労省が「使わせろ」という闘争をしなかったのでしょう。

木村　それはあるでしょうね。しかしできないことはないはずで、私が霞が関にいるときには、「開催は絶対無理だ」と言われた国際会議を開くために、財務省に頼んで予算を取ってきたことがあります。

藤井　なるほど、やっぱり厚労省にもうちょっと根性があれば、予算なんて取れただろうと。しかも予備費が積み上げてあったんですから。

木村　ましてや新型コロナの感染拡大は国家の危機ですから、なんとしても予算を確保する必要がありました。

　厚労省が予算を確保し、医師会に対して「開業医をたくさん集めて下さい、予算はありますから」と指示し、医師会が人手をかき集めていれば、病床逼迫に至る前の段階で対処できたでしょう。しかし厚労省はもちろん、医師会も、そういうことは何もやっていないんです。

藤井　そこに医師会・厚労省の不作為があるんですね。

木村　制限や条件の厳しい予算でやるのが難しければ、基金を作ってもいいんです。厚労省からお金をいくらか基金に入れてもらえれば、融通を利かせやすくなる。きちんとした報酬が払われれば協力するという病院が多いはずで、実際にスウェーデンはコロナ対応に当たった医師には通常の二倍の給料を支給していました。民間の医師に協力を仰ぐなら、三倍、四倍出したってよかったはずです。それをやらなかったのは厚労省、そして何より日本医師会の不作為、怠惰ですよ。

藤井　コロナ対応病床を増やさないどころか減らした責任は、医師会、厚労省、都道府県知事、そしてこの期に及んで緊縮で予算を出し惜しむ財務省、何よりそれを指導しなかった内閣にあります。本当に罪が重い。この件は次章でもふれたいと思います。

第4章

『シン・ゴジラ』の世界

「パンデミックは起こらない」

藤井　日本はこの間、緊急事態宣言を何度も出すような「有事」であるにもかかわらず、政府はそれに対処ができていません。国家としての機能不全が起こっています。

今年（2021〔令和3〕年）、日本では東京オリンピック・パラリンピックが開かれますが、それに伴い、大会関係者や選手、メディアなど多くの人が東京に集まります。観客を入れるか入れないかについてなど、2021年6月現在ではその運営方針はまだ明らかになっていない部分は多いのですが、盛世先生はどうお考えになっていらっしゃいますか？　変異株の問題もありますし。

木村　はい。ワクチン接種の進み具合にもよりますが、そのとき、東京エリアは医療逼迫がまた起こる可能性があります。しかし、他のエリアは逼迫していないでしょう。このような事態に対応するために、私が当初から主張し続けてきたのは、自治体間の患者の搬送です。東京でオリンピックが開かれて感染が拡大し、医療逼迫が起こるのであれば、広域間搬送すればよいのです。少しでも空きのある隣接県に搬送できる体制を整えておかなければなりません。

例えばEUでは、イタリアが逼迫したらドイツが受け入れる、あるいはスウェーデンが逼迫してきたらデンマークが引き受けるといった連携をすでに実現しています。国を超えて実現できることを、日本国内で地方自治体同士ができないはずがない。

特に自衛隊ヘリはＩＣＵを搭載しており、患者の広域搬送には首相が直接指揮できる自衛隊を使うことが必要になります。病人を運ぶのは簡単ではなく、ＤＭＡＴ（災害派遣医療チーム）を除き、医療従事者が患者を搬送するのはドラマ上でのことだけです。一方で、患者を運ぶのは難しいから、医療従事者を派遣するほうがよい、という意見がありますが、重症者を受け入れる側としては、勝手知ったる自分の病院に来てもらったほうがよいし、医療従事者を派遣すると、派遣元の医療機関が医師不足などで困ってしまいます。だから自衛隊ヘリが必要なのです。

広域搬送についてはずっと言い続けていますけれども。

藤井　また、当初から盛世先生は、日本の感染症対策の法体系は大きな瑕疵を抱えている、と指摘されていましたよね。

木村　そうです。今、日本ではコロナに関する三つの法律が動いています。新型コロナウイルス特別措置法（特措法、新型インフルエンザ等対策特別措置法）と検疫法、そして感染症法です。特措法は内閣官房、検疫法は厚労省医薬・生活衛生局、感染症法は厚労省健康局が所管します。

三つの法律があるということは、三つの部署でのすりあわせが必要だということなんですよ。特に、特措法と感染症法に関しては、すりあわせをしなければならないということが法律に書いてあるわけです。有事のときに、すりあわせをしていたのでは、間に合いません。国家をあげて有事対応に切り替えなければならないはずです。

そもそも感染症との戦いは国防なのです。厚労省が主体となって感染症の危機管理をするなど無理で、先ほどの地方自治体をまたいだ広域搬送についても、国土交通省、防衛省が動かなければできません。ですから国が主体となって感染症対応をしなければならないのです。

藤井　感染症は国防として捉えなければならないのに、まるで国家として動けていないのが今の日本です。中央政府ができるのは、いわゆる海外からの入国者や帰国者を検査して、陽性者を隔離・停留するいわゆる「水際対策」だけですが、それもままならない。中国武漢でのコロナ発生直後もそうでしたが、今も変異株を易々と国内に入れてしまっています。国内では「自粛」を要請しながら、いまだに「水際対策」はダダ漏れです。

そして国内では感染症対策は都道府県の管轄なので、国は手が出せなくなる、と。病床確保なんてその最たるもので、都道府県知事が主導して行うことになっていますね。

木村 そうです。感染症対策の主体はあくまでも「地方自治体」であると感染症法に定められていますからね。だから国家的な規模のパンデミックが起きた時には対処できなくなる。今回はまさにその一端が露呈しています。

要するに、日本の法体系には「有事」が想定されていないんですよ。

藤井 「パンデミックは起こらない」という想定になっているわけですね。ある一地方で伝染病が流行るのに対処する、という程度の事態しか想定されていない、と。

木村 本来は国が音頭を取って適切に対処すべきですが現在の法体系はそうなっていない。

藤井 逆に地方は感染症対策を取り仕切る権限はあっても、予算がない。

木村 そうです。

藤井 中央政府が交付金制度を使って地方自治体のコロナ対策費の8割を負担すると言っていますが、残りの2割は自己負担。足りない分は公債を発行したいところですが、「地方自治体財政健全化法」なる法律によって、地方自治体は勝手に大量の公債を発行することができない状態にあります。こうした縛りが、コロナ禍という事態にあっても凍結されることなく、地方自治体がコロナ対策をできない状況になっている。こういう状況が見えていない一般国民にはなかなか分からないのかもしれませんが、これはもう行政的犯罪と言ってもいいと思います。

エボラと同等はおかしい

木村 先ほども述べたように、新型コロナは医療逼迫が問題です。世界一の病床数を誇りながら、日本の医療が逼迫するのは明らかにおかしいわけですが、それは指定感染症の分類にも原因があります。指定感染症の分類についても、変更せよとの声が多いにもかかわらず、それがなされずに今に至っています。主要な感染症は第1類から第5類まであり、すでに知られている疾病で、1~3類及び新型インフルエンザを除くものについて、「そのまん延により国民の生命及び健康に重大な影響を与えるおそれがあるもの」を政令で指定感染症と定めています。

1類は天然痘、エボラ出血熱など致死率の高いもので入院勧告、消毒、交通制限が課されます。2類が結核やSARSで、こちらも感染者への入院勧告がなされ、患者の隔離、濃厚接触者の調査が行われます。新型コロナウイルスは2020年1月にこの第2類相当に指定されました。その後、特措法の改正によって、なんと〝1類相当〟になっています。

確かに新型コロナウイルスの流行当初は未知の感染症で、あらゆる可能性と危険性を考えて第2類に分類したのでしょうから、そのこと自体は間違いではありません。しかし一年経って、本当にエボラ出血熱（1類感染症）と同程度の扱いをしなければならないのかどうか、考え直すべきではないでしょうか。

ちなみに、毎年1万人近くが亡くなっている季節性のインフルエンザは、第5類に分類されており、流行が始まっても「発生動向調査」が義務付けられているだけ。感染者の隔離や濃厚接触者の調査は行っていません。

藤井　コロナの扱いを、その特性を十分に踏まえつつインフルエンザレベルに準ずるレベルにすれば、コロナに対する医療供給能力は格段に上がりますよね。今はインフルエンザとは比べものにならないくらい、厳密な感染対策が求められている。だから対処できない病院が出てきてしまうし、保健所がパンクしてしまっている。

木村　はい。指定感染症は「生物テロ等の人為的な感染症の発生を防止するため」という一文がありますから、当初はその危険性や可能性も鑑みて指定したものと思われますが、この一年で新型コロナが人為的にまかれたものでなく、また致死性は一部の人を除くと通常の風邪やインフルエンザとほぼ同等であることが分かってきました。なのになぜ、いまなおエボラ出血熱と同等の扱いのままなのか、理解に苦しみます。

実は安倍政権末期にあたる2020年8月末の首相会見で、「2類分類」の見直しに触れていたのですが、その後すぐに安倍晋三総理が退陣されたので、実現していません。おそらく「変える」決断をしたくない政治家や、させたくない専門家がいるのでしょう。

藤井　法改正も必要ないのに、なぜできないのか。政治も行政も専門家も、徹底して「自分の判断による決断」を避けたがっている。つまり誰も腹を括ろうとしないから、日本国民の大多数が多かれ少なかれ酷い被害を受ける事態となっている。

木村　これだけ国民に我慢を強いながら、この指定感染症の分類を見直さないのは理解に苦しみます。厚労大臣や厚労省は何をしているのか、という声は多いのですが、そもそも、厚労大臣や厚労省の影が非常に薄いですよね。特に今の田村憲久厚労大臣は厚労省の代弁者、厚労省そのもので、政治家として機能していないと感じます。

藤井　途中から「コロナ担当大臣」ポストが設けられました。厚労大臣、厚労省は何をしているのでしょうか。

木村　本来、厚労省には医務技監というポストがあり、専門的知見と事務次官級の権限を持ち合わせる立場の人間がいるのですが、今回のコロナ対応を見ても分かるように、この人が表に出てきませんね。そのため、尾身会長がしゃしゃり出てくることになってしまった。尾身会長がなぜそんなに顔を売りたいのかについては、いろんな憶測がありますけれども。

そして厚労省の医系技官たちは、メディカルオフィサーとしての役割を果たしていません。本人たちの認識は「医師免許を持っている国家公務員」でしかない。一体、誰が責任をもって、国家的な健康危機管理や感染症対策に当たるのでしょうか。

藤井　そこが明確になっていないから、分科会で尾身会長らが、私達はあくまでも感染症の専門家としての意見しか言っていません、それをどう使うかは政治の役割ですっていう話を繰り返し、政治の側は「専門家の意見を聞きながら判断したい」と言って互いに判断する責任から逃げ続ける状況が生まれている。

内閣官房に力がない

木村　よく日本では「感染症対策のため、アメリカに倣って日本版ＣＤＣを作るべきではないか」という議論が持ち上がりますが、今の状態でＣＤＣを作っても、ほとんど意味がないでしょう。新たな箱を作っても、それだけでは問題は何も解決しないからです。

役所は問題が起きると審議会を作りますが、審議会は厚労省の意見に、お墨付きを与えるだけの存在ですよね。

藤井　ＣＤＣを作っても同じように機能しない。

木村　そうですね。決定権もない、責任も権限もないＣＤＣを作るよりは、感染症研究所の充実を図る方が先ですし、何よりも医系技官が働かないことには、国民への啓発も正しい政策も実行不可能です。

藤井　少なくとも、パンデミックが始まってからの初期一年間、コロナ対策に成功したと言われていた台湾では、コロナ対策のトップに、日本の厚労大臣に当たる陳時中氏がつき、連日国民への情報公開や、メディアの会見に臨み、ほとんどの質問に自ら答えていたといいます。国民はそれを見て、「政府は国民のためにしっかりやってくれている」「都合の悪い情報も隠さずに公開している」と感じたからこそ、コロナ対策や蔓延防止に協力した。ハードをいくら作っても、ソフトの部分が追い付かなければ意味がない、というのはその通りですね。

木村　日本のソフト面の遅れは厳しい状況にあります。今回コロナ対応に当たっている厚労省の部局は「結核感染症課」ですが、他の部局はいつも通り全く別のことをやっている。医師会による医師の総動員体制も実現しませんでしたが、厚労省もそうなんですよ。ごく一部だけが馬車馬のように働いているのに、他の部署の人たちは、言い方は悪いですが傍観しているような状況です。

イメージで言えばこういうことです。スーパーでレジが混んでくると、係の人が店内放送で応援を頼みますよね。そうすると、野菜売り場で品出ししていた人や、バックヤードにいた人がレジに駆け付けて、客の行列をさばく。こうした当たり前のことが厚労省や医師会にはできないんです。国家の危機なのに、「応援お願いします！」と声をあげて、手の空いている人や、優先度の低い仕事をしている人に助けてもらう仕組みがない。ひどい話ではないですか。

藤井　参与として週に3、4日、内閣官房に通っていたので、その構造はよく分かります。私の担当は国土強靭化だったんですが、官房の中にはパンデミックに対応する別の部署も存在していたものの、同じ内閣官房の別部署の雰囲気から類推するに、有事の時にしっかり機能するとは絶対思えないですね。

例えば、ワクチン対応にしても、厚労省だけでなく、運輸は国交省、それから自治体や知事の対応は総務省と、省庁横断で対応していく必要がありますね。そういう省庁横断に関しては、内閣官房のその部署がトップダウンでやるのだという建て付けは、一応、存在しているのです。

でも、内閣官房にそんな「力」は全くない。実際の「力」は全部、各省庁が持っている。だから内閣官房にある部署は各省庁との単なる「調整室」なんですよ。命令室からは滅茶苦茶ほど遠い存在。内閣官房には省庁を横断的に動かす力は全くなくて、単に、各省庁との連絡窓口、調整役がそこに座っているだけ。だから内閣官房の役割は「これをやれ」と命令することではなく、「どうですか、できませんか」と窓口役にお伺いを立てることなんですね。

各省庁の本体が「それ、うち、やりません」と言うのを、「あ、そうですか」と聞くだけなんです。それで終わり。内閣官房側からできることと言えば、その時に「これ、ホントに大切なんで、ここは一つ、何とかできませんか」と、しつこく食い下がるくらいのことだけですね（苦笑）。

木村　そんなの有事の対応じゃないですよ。

藤井　ホントにそうです。つまり「いざとなったら省庁横断的に人材を集めてプロジェクトチームを作って事に当たる」という仕組みがない。日本にはパンデミックという「有事」に対応できる法律もシステムもないんです。

私は内閣官房にいたから分かりますが、国民がこの官僚組織の実態を目の当たりにしたら、目が点になると思いますよ。

『シン・ゴジラ』のほうが優秀

木村　官僚組織でどの省庁が一番ひどいかといったら、恐らく私のいた厚労省が一番ひどいでしょうね（笑）。行政機構は文書主義ですから、トップダウンで通知が来ますよね。厚労省発の通知が都道府県に行き、市区町村に行き、医療機関や保健所にまで行く。現場からの報告は今度は逆のルートをたどって、保健所や医療機関から、市区町村、都道府県とさかのぼって厚労省に達するわけです。この経路はスキップが許されず、決裁の場合には各段階が押印する「ハンコ欄」があったら、空欄は許されない。空欄があれば通達と認められないんです。これが有事の対応でしょうか。

藤井 ハンコ廃止を進めたわけですが、ハンコが廃止されたところで、その「ルート」が変わらなければ同じことですね。

木村 一応、2000年以降にアメリカのFEMA（米連邦緊急事態管理庁）に倣い、緊急事態時には内閣官房をリーダーとした初動体制が取れるようになり、官邸対策室が設置されることにはなりました。しかし設置されても、そこから出た命令は結局、厚労省を経て現場の保健所まで一つのルートで降りていくもので、有事であってもこの「上意下達」の経路は変わりません。

藤井 まさに映画『シン・ゴジラ』の世界ですよね。あの映画、ご覧になりましたか。

木村 観ました。皆さん、あの映画に描かれている官僚や政治家の言動をコメディだと思って観ていますよね。でもあれはほとんど現実なんです。

藤井 我々のような政府、官邸で働いたことがある人間は、あれがマジで現実だと分かりますよね。

「ゴジラを撃っていいか」と現場から連絡が入り、師団長、方面総監、陸幕長を経て、防衛大臣の判断を仰ぐ。閣僚や各省庁のエリート官僚が集まって「この対処はどの法律でやるんだ」「大丈夫なのか」「国民的非難があるんじゃないか」などと法的なつじつまや世論を気にして、取るべき対処を取ることができないさまが描かれていました。

現場は「撃つんですか！　撃たないんですか！」、どっちなんだ、と。

木村　ゴジラの存在が虚構なだけで、まさに今行われていることと同じなんですよ。

藤井　まさにそうです。でもホントのこと言うと、『シン・ゴジラ』に出てる役人の方が、現実よりちょっと優秀ですね。政府にはあれよりもうちょっとバカで鈍い官僚が結構いますす（笑）。

木村　そうですね。政府も「決定」をしていますから、まだ『シン・ゴジラ』の方が優秀。今の政府は決定することを先送りして、「そのうちにどうにかこうにか収束してくれればいいな」と祈っているだけですから。

藤井　２０１１年3月の福島原発事故の時は、福島第一原子力発電所の吉田昌郎所長が極限のプレッシャーの中で、有事に対応して日本を救いましたよね。でもああいう方がおられるのは「現場」だからですね。首相官邸周辺っていう日本の中枢部には、

「ここで自分が失敗すれば、東日本が壊滅する」という感覚を持っている官僚は文字通り一人もいない。少なくとも僕は見たことがない。

木村　いないですね。厚労省にも本当に皆無ですよ。

「国を救う」なんて関係ない

藤井　私が内閣官房に6年いて、唯一学んだことは、「政府中枢の官僚にこの国を本気で何とかしたいという情熱をもって仕事している人はほとんどいない」という厳然たる事実です。これはホントに残念ですが、断言できる話です。

木村　いたとしても、責任あるポストに就いていなければ政策に影響を及ぼせませんからね。その責任あるポストである医務技監が表に出なくて済んでいるのはなぜか。官僚は基本的に責任を取らなくていいようになっているからです。自分が出て行かなくても大臣にお願いすればいい。政治家にお願いすればいいわけです。あるいは尾身会長を持ち上げてお願いすれば、露出を高めたいであろう尾身会長はホイホイと出てくれる。

自分が何もしなくても罰せられることはないわけです。

下手に目立って失敗でもしようものなら、出世コースから外れて、パージされる。それなら何もしない方が、穏便に定年まで役所で過ごせる。その方がいい、と大方の官僚はみんな考えているんじゃないですか。

藤井　みんな自分の立場がヤバくなるのを避けたいってのを、最も重要な行動動機にしています。官僚は組織からパージされること、つまり失敗することを極端に恐れていますからね。だから「国民を救う」なんてそんな「自分とは関係のないこと」はできないんですよ。

木村　私もそう思います。国民なんて関係ないのではないですか？　自分たちがいかに穏便に生きていくか、それだけです。毎日毎日、決裁とコピー取りに忙しいんですから。

藤井　そうそう。だから出世したいというのともちょっと違うんですよ。

木村　彼らはパージされないようにしたい、というのが適当な表現ですね。

藤井　だからほとんど全ての官僚の皆さんは本当に怯えきっていて、前向きに何かやることができないんです。

木村　自分の人事は間違いなく気にしているでしょう。あるいは何か「やってはいけない」という、空気のようなものに支配されていると感じます。有名な本がありますね。

藤井　山本七平さんの『空気の研究』の世界ですね。

木村　日本は、すべて空気ですよね。空気で動く。すなわち、エビデンスがないからです。これについては後にお話しします。

藤井　内閣官房参与として官僚の皆さんと仕事をしていていつも思っていたのは「リスみたいやな」ということなんですよ。チョロチョロ、チョロチョロとおびえながら、周りの様子をうかがって、木の実を取ったりするんですけど、ガーンと音がすると、ヒュルヒュルっと逃げる、みたいな感じです。

彼らはちょっと危なくなるとサーっといなくなる。キョロキョロしてばかりで、「何があっても動じない」タイプの官僚はかつてはいたのかもしれませんが、少なくとも僕はほとんど見たことがないんです。そんな「リス君たちの群れ」だから、「国民を救う」ために下手を打って失敗するなんてまっぴらごめんなんですよ。

木村　いい意味においても「リス」で、細かいことは得意なんですが、何かあったときに大ナタを振るえる人がいない。

藤井　先ほど東日本大震災のときの吉田所長の話をしましたが、あのときにこんな官僚組織が対処してベントが遅かったら、炉心溶融だけではなく、チェルノブイリのような爆発をしていたかもしれません。

また、吉田所長は、東電本店から海水注入を中断するよう指示が出ても、それに反して原発に海水を入れ続けました。ある意味、吉田さんは官僚的ではなかった。本当にリーダーシップのある方だったんですよね。

木村　本当に日本はラッキーだったと思います。こんな状況なのに、今回のコロナは「さざ波」で済んでいます。原因究明はしなければなりませんが、ともかく日本はとても感染者数が少なくて済んでいるわけです。

藤井　そうですね。政治家や官僚が何かをやったわけじゃない。放ったらかしていても感染者数が減るわけですからね。「ファクターX」に守られたと解釈するほかない。

木村　そうです。誰が何をしなかったとしても感染は収束します。本当にラッキーだったと思います。しかし、次もラッキーである保証はありません。

ウイルスなら、次にパンデミックを起こす可能性があるのは、アデノウイルスだと私は思います。アデノは１９５３年に発見されて多くの型があります。免疫がつきにくく何回もかかる可能性がある。アデノもまた風邪などを引き起こすウイルスです。
さらに地震など他の災害や、他国からの攻撃の可能性も常にあります。

戦争ならすでにボコボコに

藤井 ワクチンのスピードを外国と比較すると、イスラエルも速いし、イギリスもものすごく速い。アメリカもかなりのスピードでやっています。日本は徐々に速度を上げてきてはいますが、事実として振り返れば、先進国、G7中で最下位なわけですよね。

木村 先進国各国では2021年3月以降、ワクチン接種が急速に進み、アメリカでは2021年5月6日時点で約1億5千万人が接種を終えています。インドは2021年4月末に急速に感染数・死者数が拡大していますが、一方でワクチン接種を同時期までに1億人が終えています（ただしいずれも接種回数は1回）。

藤井 日本国政府、それこそ菅総理は今や9割方ワクチンのことしか考えてないのにこの体たらくなのです。これが日本の今の国力だと言わざるを得ないのでしょう。官邸がどれだけ必死になったとしても、この日本という仕組み、システムそのものがワクチン一つ迅速に普及させることができないような、機能不全を起こしてしまうようなシステムなんです。

そして外国はそれなりに機能してワクチン接種がどんどん進んでいる。これが何を意味しているか。これが戦争だとしたら、日本はもうボコボコにされてるということなんです。今回は敵が新型コロナウイルスという、真の国家的クライシス（危機）に比べれば〝ぬるい敵〟と見なさざるを得ないものだったので、被害はこの程度で収まってますが、これが本当の戦争で、ミサイルを打たれたり、艦砲射撃をされるような戦争だったら、終わりだということです。日本は世界第3位の経済大国で、自衛隊も火力は強い。にもかかわらず、その程度の〝ぬるい敵〟にすらボコボコにされるような国だということが、ワクチン接種を含めたコロナ禍対策を通して明らかになりました。

木村 今回のコロナ禍には、日本はその脆弱性を常に世界に向けて発信してしまっています。

幸いにも今回はワクチンを入手できましたが、いずれは日本の経済力も政治力も落ちて、ワクチンを買えなくなる可能性もある。にもかかわらず、国産ワクチンに力を入れている企業にお金を出すわけでもない。

国産ワクチンを作る能力は日本にありますし、いくつかできていますが、日本の問題は大規模治験ができないことです。

ファイザーにしてもモデルナにしても他のワクチンにしても、何万規模のランダム化比較試験をしています。これはくじ引きのような方法で、ワクチンを打つグループと打たないグループに分けて、実際の状況に近い検証をし、データを取り続けます。

今回、日本でワクチンが作れなかったことを嘆く声が多く聞かれていますが、諸外国はSchool of Public Health（公衆衛生大学院、スクール・オブ・パブリックヘルス）がかかわって、数万人規模の治験を実施できる。数百人がせいぜいの日本とは、環境も治験による信用度も、全く違っています。

社会政策を立てるためのデータをバックアップし、精査するのもSchool of Public Healthの仕事ですが、日本には同様の機関がないために、総合的な判断ができない。

日本はこの大規模なデータを扱う仕組みが、極めて脆弱なのです。日本はデータを取らないし、そしてきちんとした統計処理に基づいた解析をしないのです。これは先進国だけでなく、途上国にも劣るかもしれないと私は思っています。このような状態では、ワクチンを作ったところで、国際スタンダードでのワクチンの有効性が示せない。すると自国ではワクチンを売ることができても、海外には提供できないことになります。

今の国や研究機関、製薬メーカーに、これだけの大規模治験を行う能力があるのかどうか、私には分かりません。

藤井 難しいでしょうね。単に人を集めればいいというものでもないでしょうから。

木村 はい。例えばアメリカは、医療従事者のコホート（共通した因子を持った観察対象となる集団）、退役軍人のコホートという何百万人のコホートを常に追っています。ここから被験者を募って、グループに分け、そして比較する。

これを日本でやろうとすると「なぜ二つのグループに分けて検証しなければならないんですか」「なぜ人でやらなければならないんですか」「人体実験じゃないんですか」「もっと少ない人数でいいのではないですか」という話に必ずなってくると思います。

藤井 そうでしょうね。

木村 ただ、ある程度の数を集めなければ効果判定はできない。そうして取ったデータこそが政策決定のエビデンスになるのです。

　今回のワクチンについても短期的な有効性と安全性は確立しています。しかし中長期的な変異株等に対する有効性、中長期的な安全性も人で追ってみなければ分かりません。

　また、先ほど指摘したように、国防として感染症対策の法体系は作らなければなりませんが、その政策決定をバックアップするのもデータです。それをやらないで政策決定をすると、極めてぶれやすい政策になります。

藤井　根拠がない政策ということになりますからね。

木村　だからこそエビデンスが重要なのですが、日本はそのためのデータを取るのが非常に遅れているのです。もちろんエビデンスもどんどん更新され、変わっていきます。しかし、だからといってエビデンスに基づかず、精神論だけで突破していくことは極めて危険だと思います。私は精神論を否定しないし、重要な側面があると思っていますが、それだけでは駄目なのです。エビデンスに基づかない政策は失敗します。

第5章　コロナでばれた日本

医師会・中川会長の本音と建前

藤井　東京都で「まん延防止等重点措置」が適用されていた2021（令和3）年4月20日、日本医師会の中川俊男会長が政治資金パーティーに参加していたと『週刊文春デジタル』（2021年5月11日）が報じました。自民党の自見英子参院議員を支援する100人規模の政治資金パーティーに、自身を含む日本医師会の常勤役員14人が出席していたというのです。3日後の4月23日には緊急事態宣言の発令が決定しています。

一方で、中川会長は4月7日の定例記者会見で、「国民が新型コロナウイルス感染症に慣れてしまい、自粛という我慢の限界にある」とし、感染力が強い変異株が主体になりつつあることから「これまでで最大の危機にある。最初の緊急事態宣言時のように、国民の中に危機感、緊張感を呼び戻さなければならない」と述べていたのですよ。この中川会長の態度は許しがたい。

木村　本当に。一体、危機なのか、危機なのか、危機じゃないのか、どっちなんですかという話。

藤井　彼は自粛を呼びかけ、医療が逼迫すると危機感を煽ってきた。一方でパーティーに出るわけです。つまり、建前で危機を煽りながら、本音では日本のコロナの感染者数は諸外国に比較すれば「さざ波」で大したことはないと思っているんですよ。

木村　そうでしょうね。

藤井　本来、感染対策をすれば会食も、パーティーに参加するのもいいんですよ。「さざ波」だという認識を内心持っててもかまわない。それはそれでいい。しかし、中川会長は医療を守るために宴会を自粛しろと「上から目線」で国民に命令してきました。本当は「さざ波」だと思っているくせに、表では危機を煽っていたんです！

つまり心の中の本音は「コロナなんてどうだっていいに決まってるじゃん。パーティーやりゃいいんだよ」と思っているんです。

木村　そう。もうにじみ出ていますよね。多くの医師は、新型コロナウイルスは大したことがないと分かっています。しかし、新型コロナ患者を受け入れたくないのです。

藤井　でも口では国民に自粛せよって言い続けて、その結果、経済が破壊されて人がいっぱい死んでいるわけです。経済が死に、若者の教育機会が奪われ、若者の人生が破壊され続けているわけです。中川さんにとってはそんなことはもう、どうでも良いと思ってるとしか言いようがない。彼の振る舞いはそんなホンネをさらけ出している。

それで政府にとっても、そんなこと、どうでもいいんです。自粛させたら感染が収まるかどうかなんてどうでも良くて、だから、政府の感染症対策の中心組織である厚労省の医系技官達も中川さんと同じく、大人数でコンパやって、コロナにかかったりしている。彼らだって、ホンネのホンネの部分では自粛が必要だなんて思っちゃいない。ましてや、自粛させたら経済が破壊されるなんてこともどうでもいいと思ってる。だから政府の補償なんて諸外国に比べれば雀の涙程度しか出ていない。にもかかわらず彼らは厚顔無恥にも五輪だけは開催します、と平然と言ってのける。でも、国民のあらゆるイベントは自粛させようとする。典型的なダブルスタンダードであり、ご都合主義です。

もちろん僕も、しっかり対策をすれば開催してもさして感染が広がることはないとは思う。仮に感染者が幾分増えることがあったとしても、しっかり医療体制を整えておけば、五輪で医療崩壊っていうこともないと思う。五輪をやってコロナで塞ぎ込んでる国民の気持ちが上向いていくっていう効果もあると思う。

でも、国民の中に五輪開催に対する反発なり、あるいは、シラケムードなりが消えてなくならないのは筋が通らないからです。政府は国民には自粛しろっていうクセに、自分がやりたい「コンパ」にしろ「五輪」にしろ、やっちゃおうとする。そんな話、よくよく考えれば滅茶苦茶ですよ。だから僕はこの日本医師会や政府の態度が許せない。こんな不道徳が許されているこの国の現状に心底うんざりします。

木村　それは本当にそう思います。

医師会はすべてを牛耳っている

藤井　さっきも触れましたが、23人の厚労省職員の話は、本当に滅茶苦茶な話です。都内全域の飲食店に対し21時までの時短営業が要請されていた2021年3月24日に厚生労働省老健局老人保健課の職員23人が東京・銀座の居酒屋で深夜24時前まで送別会の趣旨で会食を行っていた。彼らはコロナの感染が拡大していても懇親会をしているんですよ。

もちろん僕は、その程度のこと「本来は」やってもいいと思う。だって、若かったらコロナがうつっても重篤なことにほとんどならないんですから。

木村　そう思っているということですね。

藤井　思っているんですよ。そう思ってるんだったら、国民に過剰な自粛を強いるなんて絶対オカシイ。だから僕は一年以上にわたって、「過剰」な自粛は避けるべきだと主張してきた。でも、政府の役人達は絶対そんなことを口にはしない。とにかく自粛しろ、酒飲むなと言う。にもかかわらず自分達だけはドンチャンやり放題なわけです。そんなバカな話が許されて良いはずがない。国民のことなんて全く考えてない証拠です。要するに厚労官僚達っていうのは、国民のためになることなんてやっても、なんか責任とれって言われるようなことになるのが嫌だから、「自粛」させているだけなわけです。つまり、「自粛緩和させて、コロナがちょっとでも広がったら、また、責任取らされてウザいから、とりあえず国民どもには自粛させておきゃぁいいだろう。まぁでもホントは自粛なんてしなくても大丈夫だから、僕達は自粛なんてしないけどね」って考えてるってことが見え見えなわけです。どんだけ国民舐めてんだ、って話です。

木村　多くの医師も、大したことがないと思っていると思います。でも彼らは別のことを怖がっているのですよ。医学界、例えば教授クラスが一番怖がっているのは、厚労省や医師会から嫌がらせを受けることです。コロナは大したことがないという発言をすると、厚労省や医師会から嫌がらせを受けます。厚労省は大学病院、あるいは病院に対して嫌がらせをダイレクトにします。例えば、コロナ患者を大量に送り込まれたりもします。だから何も言わない。それが現状だと思います。

日本医学会は医師会館の中に入っています。そこから分かるように、日本医師会と日本医学会は同列の関係ではなく、医師会が上なんです。つまり医学会は医師会に依存しています。ですから例えば、医学会のポストをクビにするという圧力を医師会はかけることができる。つまり、すべてを医師会が牛耳っていると言っても過言ではないのです。なにしろ日本医師会を想像させる団体について「総理大臣より強いのですわ」と手塚治虫先生も漫画に書いたんですから。

藤井　汚いですね。

木村　医学界というのは真っ黒です。

そして厚労省は今、ものすごくうれしいのではないでしょうか。自分たちがこんなに脚光を浴びるなんて10年に1度くらいですから。

藤井　「8割おじさん」こと西浦教授が喜んでるようにしか見えないのと同じ構造ですね。

木村　同じです。医学界で言えば、いわゆる感染症専門医も同じです。彼らは全体の0.2%しかいません。ほとんど主治医にもなったことがなく、患者のことなんて触りたくもないような人たちが、今脚光を浴びているのです。だから、例えば他の呼吸器学会や外科学会が、仕事が集中して大変でしょうから助けましょうか、などと言うものなら大変です。何を言っているんだ、これは俺たちのものだ、天国を荒らすんじゃないと。

藤井　なるほど、彼らにしちゃぁ、こういう状況が「天国」なわけですね。それで中川会長も喜んでいる、ってわけですよね。

木村　喜んでいるかは不明ですが。

藤井　いわば脚光を浴びて「俺すげぇ」っていう「恍惚感」に浸っているようにすら見えますよね。しかも、恍惚感に浸って「国民の皆さん、この最大の危機を乗り越えるために、自粛しましょう！」なんて深刻そうな顔つきででしゃばっている心の中では、「パーティー？　そんなの全然やりゃいいんだよ（笑笑）」とも思っているわけですよね？　パーティー行って、寿司屋でデートしてんですから、これ以外の文学的解釈は難しいんじゃないでしょうか？

木村　人の命とかそういう問題ではないですね。彼ら医師会幹部にとっては、次期に医師会の幹部でいられるかどうかのほうが重要なのではないかと思います。

高齢者と医療逼迫

木村　テレビ朝日系列『ビートたけしのTVタックル』で、「コロナというのはつまるところ、重症化しやすい高齢者への感染と、重症化そのものを防ぐ施策が必要だ」という話をしたことがあります。先にも紹介したハーバード・メディカルスクールのレポートも紹介し、「高齢者、要するに65歳以上の方々を感染から徹底的に守り、医療崩壊を防ぐことが重要だ」「そうすれば乗り越えられる」という話をしたんですね。

ところが番組では、出演者の阿川佐和子さんや大竹まことさんが「じゃあ私たち高齢者は出歩くなってことなんですか」「じっとしてろってわけ？」「俺たちに犠牲になれっていうのか」と言うんです。「そうですよ、当然でしょう」という話だし、「それが社会も、あなた方も守ることになるんですよ」という話なのですが、全く理解されませんでした。

日本の高齢者が本当に我慢していらっしゃるのは頭が下がります。しかし、医療逼迫や医療崩壊が危惧される要因となるのは、重症化しやすい高齢者が感染することです。それゆえ、大変申し訳ないのですが、その事実を高齢者は理解して、より強い行動自粛をしていただかなければならないのです。

番組的に面白くしようと思ってそうおっしゃったのかもしれませんが、見ている高齢者も「そうだそうだ、どうして俺たちだけが我慢しなきゃいけないんだ」となるんですよ。「重症化しやすいあなたたちが病床をふさぐから医療崩壊が起きるんでしょう。だからむやみに出歩かず、宅配サービスを使って、ストレスは会食やカラオケじゃなく散歩で解消して下さい」なんて言おうものなら、ヒステリックに批判されてしまいます。人生の先輩として高齢者の方々は、大人としての見本を見せてほしいですね。

藤井　木村先生と私はそのことをかなり早い段階から言っていましたよね。去年（2020年）の4月にそういう論文、共著で出しましたものね……。

木村　さんざん言いました。でも全く聞いてくれないし、メディアでもこの点のアナウンスは弱い。

ひどいのは医師で、「高齢者も出歩かないとストレスがたまってほかの病気になるから」と言って、高齢者の外出抑制を強く言わなかった。その真の目的は、高齢者がいつも通り通院してくれないとお金が儲からないということなんですよ。どうして医師免許を持つ人間が、こんな破廉恥なことを平気で言えるのか。

高齢者の方々も子供じゃないんだから、若い世代のため、社会のために自分たちが少し我慢しようじゃないか、と言ってほしい。それが、感染を防ぎ、結果的に自分たち自身を守ることにもなるわけですから。しかしそういう発想が希薄ですよね。

自分のことしか考えていない。もちろんそうでない方もたくさんいらっしゃると思いますが、メディアに出ている方は、我がままというか、とにかく〝幼稚〟な人が多いように感じます。

おカネを儲けたいから医者に

藤井　そう、幼稚！　そういう風潮をメディアが煽っているというのも由々しき問題ですが、国家を背負って立つような、いわゆるエリートである官僚や医師、政治家までもがそうした「幼稚さ」に染まっていることも見逃せません。中でもまさにカネのためだけに人様の命を預かる医師になったような人たちは許しがたい。
木村　そうした方たちがいるのは事実ですが、そうでない方たちの方が多いです。しかし、今回の新型コロナウイルスで、金儲け主義的なお医者さんがメディアに登場してきたり、週刊誌で取り上げられたりして、医療従事者へのイメージが悪くなったことは嘆かわしいです。

藤井　このコロナになってからいろんな医師の友人達からお医者さん達の世界の裏話を事細かに聞くことが増えたんですが、彼らの話を総合すると要するに、「おカネを儲けたいから医者になる」という若い人が増えているというんですね。医者になるまでに学費が5000万円も6000万円もかかることもあるようなんですが、親も「あとで回収できるから」と投資的な視点で子供の学費を払っている。だからせっかく医者にしたのに、その学費程度も回収できないような仕事をするな！　っていう価値観が拡大しつつある。

あるいは東京大学の理Ⅲ、つまり医学部を受験する人間のうち、患者と向き合いたい、命を救う仕事がしたいと考えて志望しているケースよりもむしろ、「偏差値が高いから理Ⅲでも受かるんじゃないか」と言われて「じゃあそうします」っていうケースを耳にすることの方が多い。

木村　たまたま頭がよかったから医師にでもなってみるか、ということですね。

藤井　そうです。だから、親が医者だったからもう、医学部に行くのが当たり前でした――という方の方が、僕は全然信頼できるように思います。国会議員さんでも賛否両論ありますが、二世議員、三世議員っていうのは、その意味において僕は肯定的に捉えうる側面が大いにあるといつも感じている。

　そもそも医師というのは本来は「仁術」であって、人の命を救う崇高な仕事です。キリストだって客観的な歴史的解釈では医術を持っていたともしばしば言われますが、医師というのはそれくらい尊崇の念を集めがちな職業です。だからこそみんなが「お医者さんは偉い」と思い、「高い報酬を得るのも当然だ」という社会のコンセンサスができている。いわゆる「お上意識」が強いと言われる日本では、特にその傾向が欧米なんかよりも圧倒的に強いんじゃないかと思います。

　科学者であれ、ジャーナリストであれ、言論人であれ、どんな人にも職業倫理は必要ですが、人の命を直接預かり、しかも一般の方々から篤く信頼され、尊崇の念を受ける医師にはとりわけ崇高な倫理が求められている。で、そういう医師としての倫理を子供の頃から立派なお医者さんの家庭で育った方なんかはそれなりに持っておられるんだと思う。実際、世襲が当たり前だったちょっと前の時代には、そういうお医者さんが結構おられたように思います。今回のコロナ対応でも、赤字覚悟で寝食を忘れて現場の最前線で対応されている医師達にはそういう立派な方がたくさんおられるのを個人的にもよく伺いますが、そういう義侠心のある立派な医師は今でも確かにたくさんおられる。

でも、ここ最近、とにかく進学校にいって、たっぷりカネをかけてブロイラーのように知識を頭に詰め込んで医学部に入れて、医者になってもらってカネ儲けしてもらおうなんていう親が増えてしまったことで、医師のモラルの崩壊が進んでいるんじゃないか、っていう話を医師の世界の方々から本当によく聞くようになった。そんなことが、今回のコロナでハッキリ見えてきたように思います。ジャーナリズムや政治はもちろんですが、医学界、医療界においてもモラルの崩壊が始まっていることを陰に陽に目の当たりにして、愕然としました。本当に残念です。

開業医はヒマだとバレた

木村 この間、開業医がコロナ患者を積極的に受け入れなかったために医療逼迫が起こったことについては述べてきた通りです。また、ワクチン接種においても、政府は医師会に対して「大幅に額を引き上げた補償を出すから接種に協力してくれ」と申し入れていましたが、ワクチンにも当初、開業医は積極的ではありませんでした。
ところが、オリンピックのボランティアには、多くの医師が集まったのですよ。大会期間中に競技会場で働くボランティアのスポーツ医師を２００人程度確保しようとしたら、約２８０人が応募していることが２０２１年5月11日に分かったと読売新聞が報じました。つまり時間的余裕がある人が多いということだと思います。

藤井　最前線のコロナ対応の現場の方はお忙しいし、大変でしょうけれども。

木村　そうです。ただ、他の95％の医師はそうではありません。このボランティアの一件で、ヒマだということがバレてしまったので日本医師会にとってはバツが悪い問題だと思います。

藤井　私の友人もコロナ対応でないお医者さん達でヒマにされている方は少なくないですよ。緊急事態宣言の頃なんていろんなクリニックも閉まっちゃうから「プータロー」状態だなんて話も耳にします（笑）。そんなこんなを踏まえながらこのボランティアの一件が暗示しているお医者さんの世界の実態っていうのは、コロナ病床が増えないのは風評を恐れて敬遠しているということなんだなぁ、っていうこと。つまりコロナはいわゆる「エンガチョ！」な扱いになっているわけです。言い換えるなら、

「穢《けが》れ」の問題になってしまっている。これは本当に由々しき事態です。世間一般に蔓延しているコロナ患者に対する偏見の問題が医療界にも及んでいるわけです。そのせいで、よほど覚悟のある方とか、流れの中で受け入れを断り切れない、っていうケースを除けば皆、コロナ対応を敬遠してしまい、その結果、コロナ関係の医師や病院が増えない、っていう問題になっているわけです。

木村　コロナが強毒の感染症ではないということは、まともな医療従事者なら分かっているわけです。ナースはどこまで理解しているか分かりませんが、少なくとも医師は分かっている。それでも、1ベッドあたり1000万円のお金をもらってもコロナは診たくないということなのです。

藤井　しかし、オリンピックにはタダでもはせ参じる、と。

学会ムラの無責任

藤井　医学会、つまり「学会」の問題もあるんでしょうか？

木村　コロナ禍では、医療データの解析が全然なされてないという問題がありました。例えば、「ダイヤモンド・プリンセス」の隔離停留は結果として、近代社会で初めての大規模な「人での実験」とも言える出来事でした。

藤井　そうですね。「ダイヤモンド・プリンセス」でのアウトブレイク（突発的集団発生）は、乗客乗員3711人の約2割である712人が感染し、13人が死亡しました。大変な衝撃を与えました。ただし、隔離された環境でのアウトブレイク事例からは、普通には得ることのできない様々なデータを得ることができたはずです。それらのデータは今後のコロナ対策を考える上で貴重な資料になったはず、ですよね。

木村　ほとんどの乗客が高齢の日本人。この人たちが閉鎖空間にいたわけで、どれくらいの距離にいた人からの感染が多かったか、重症化した人の特性は何か、など、科学的に新型コロナウイルスを考察するうえで極めて貴重なデータがたくさん取れたはずです。

ところが、日本は「ダイヤモンド・プリンセス」に関する論文を一つも書いていません。もし、諸外国なら『ランセット』『ネイチャー』などの一流誌にシリーズで論文を書いていたはずです。検証は後の人たちがウイルスと戦っていくために絶対必要なわけですよ。それを後世に残さないのは他国ではあり得ないのです。

感染症が専門の医師である岩田健太郎教授が「ダイヤモンド・プリンセス」の中に

入りましたよね。

藤井　そして２０２０年2月19日に「ダイヤモンドプリンセスはCOVID-19製造機。なぜ船に入って一日で追い出されたのか」という動画をユーチューブに投稿し世界に衝撃を与えましたね。

木村　感染症の専門医なら、そんなことをしていないで、データを取り、論文を書くことが重要と思います。それが感染症専門医のやるべきことです。騒ぐのは誰でもできるじゃないですか。

藤井　その後もあれこれ騒いでおられますよね。

木村　２０２０年4月末には、「私は『もっと強力なロックダウンをする』という方針に転換すべきだと考えます」「外出自粛なんていうゆるい方法ではなくて、より強力なロックダウンをやるしか、選択肢はないと思います」「とにかく一般の人に対しては、『外に出てはいけない』と言い続けるべきで、そうすれば新型コロナの患者さんはどんと減ります。そして医療崩壊は免れますから、国民だって生き延びられる」と述べています（２０２０年4月28日「日本に残された道はロックダウンしかない理由、神戸大・岩田教授が警鐘」ダイヤモンドオンライン）。

しかし、こんなことを言う前に、感染症の専門医で、「ダイヤモンド・プリンセス」に乗り込んだのであれば、データくらいちゃんと取りなさい、という話なのですよ。
動画を撮った岩田教授も感染症専門医ですし、また、当時の新型コロナウイルス感染症対策専門家会議にいた専門家たち（現在の新型コロナウイルス感染症対策分科会長・尾身茂氏も含む）が、ただ一つの論文も書かなかったというのは憤りを通り越してあきれています。
「ダイヤモンド・プリンセス」では亡くなった方もいますので、後世に何も残さないで終わったことは、この方たちの死を無駄にしたことと同義です。

藤井　そういうことになってしまいますね……。

木村　東日本大震災のときも同じ問題がありました。あのときの福島第一原発事故も世界でも稀なもので、被曝線量データ、健康影響についてのデータは非常に貴重だったのです。しかし、データをオープンにしていない。オープンにしていないということは限られた人だけしかアクセスできず、多方面からの解析ができないということになります。
今、LNT仮説（閾値なし直線仮説）が採られていますが、これは低線量の放射線の影響についてはよく分からないため、影響があると考えるのが安全だという考え方に基づくものです。低線量での発がんリスクに有意な上昇はありませんが、情報に乏しいためより安全策を取っています。しかし、本当にそうなのか。それへの警鐘にもなります。

藤井　本気でやろうと思えばできるはずですけどね。

木村　データを取っていても使おうとしない、というのが実のところではないでしょうか。それはやる気がないということですよね。

藤井　この問題は突き詰めれば日本の学術界の問題です。学者は、それぞれの学会の中だけが仲間であって、それ以外は「全部風景」なんです。これは、社会学者の宮台真司さんが、戦後の日本人っていうのは、「仲間以外はみんな風景」だと捉えて、仲間にはやたらと気を遣うくせに、仲間じゃない人にはどれだけ迷惑をかけようが被害を与えようが、全く頓着しようとしない。そういう浅ましいというかおぞましい人間になっちゃったんだ、って指摘しているんですが、正に正鵠を射た議論だと思います。そして、そういう風潮が、日本のあらゆる学会にも生じているわけです。

僕もいくつも学会に入ってますが、本当にそういう傾向がいろんな学会で見られるようになっています。本当に吐き気がするような話ですが、多くの学者達が、それぞれの学会で、その学会のヒエラルキーや立ち位置については必死になるんですが、その学会外の世界に関しては何の頓着もしてない。だから学会内で「ダイヤモンド・プリンセス号」のデータ分析は必要だという声が出なければ、一切やらないわけです。そんな世の中の役に立つことをしても、学会というムラには何のメリットもないのです。

木村　ないですね。

藤井　その学会というムラ社会の中には流行り廃りがあるんです。今はこの分析が主流だとか、今はゲノム解析がカッコいいだとか。そういうことが、医学界にも濃密にある。『サイエンス』や『ネイチャー』っていう世界のトップジャーナルに論文を掲載することが大事で、本当に役に立つかどうかなんて、どうでもいいよ、っていう雰囲気が濃密に漂っている。こういうのは、医学界で活躍している学者達から裏話で良く聞く話ですが、本当に想像できる。どこの学会でも似たり寄ったりなんだなぁと、僕が所属する学会の空気を考えれば、簡単に想像できるわけです。

だから結局、国家のため、パブリックのために、戦おうなんていう医師や学者は、どうやらほとんどおられないわけで、そういう人は多くの場合、出世できずに端に追いやられることになる。だから、「オエライサン」になればなるほど、そういう真に立派な方の比率っていうのはどんどん下がっていくことになるわけです。恐ろしい話です。

感染症のデータ分析の「怪しさ」

藤井　私は行動計量学会と交通の学会（モビリティ・マネジメント会議）と土木学会の三つの学会で、新型コロナウイルス感染症に関するシンポジウムを二つ、セミナー二つを企画したり運営したりしました。それらの機会で当方は新型コロナに関心のある人の論文を募集し、発表し、その様子を全てユーチューブに公開したりしています。で、今はそれらをとりまとめて二つの学術論文集で、「コロナ特集号」を企画、編纂しています。学生で卒業論文や修士論文をやった者も3、4人います。一年以上あれば、それくらいはできるわけですよ。

我々はとくに行動データの解析を専門にしているのですが、その過程で分析して驚きました。

前にも述べましたが、はっきり言って、僕らが確認した範囲で申し上げると、感染症に関わる数理論文、計量分析論文のレベルが、びっくりするほど低いんです。もちろん中には立派なものはあるんですが、我々心理学や行動計量学を学んできた研究者たちからすると、きちんとした分析が成されているとは考えがたいものがあるんです。データハンドリングの基礎中の基礎もスキップして、分析したりしていて、それが学術論文として公表されたりしている。似たようなことは、経済学の人達が行動計量学、心理学的アプローチを真似て研究している分野でもしばしば起こるんですが、そこと似たような形で、いわば「無法地帯」のような状況になっています。要するに彼らのムラの中だけで完結しているので、外部のチェックが甘い状況になっているように感じます。例えば、西浦氏が医学雑誌に「GoTo トラベル」について発表し、マスメディアなんかでも話題になった論文がありましたよね。

木村　２０２０年7月に始まった政府の「GoTo トラベル」キャンペーンが、旅行に関連した新型コロナウイルスの感染者増に影響した可能性があるとする研究論文ですね。

藤井　そうです。メディアにすごく取り上げられていましたが、私だけじゃなく、いろんな統計学を修めたアカデミズムの方々、例えば、経済学の方が多かったように思いますが、そういう研究者達が一斉に「この論文はおかしい！」って批判したんです。で、その論文が載った学術雑誌を調べたら、少なくとも京都大学の我々「工学部」ではその雑誌に載せてはだめだ、と禁止されている、いわゆる「ハゲタカジャーナル」と言われる業者のものだったのです。びっくりして何度も工学部の出版禁止リストと、その西浦論文の雑誌名称とを照合したんですが、間違いない。そのハゲタカジャーナルっていうのは、金儲けを主たる目的として論文を載せていくジャーナル、っていうものです。だから内容保証が極めて怪しいんです。それを見つけてくれたのが、当方の工学部の別の教授だったんですが、「あっ、あれ、うちらがハゲタカって呼んでるジャーナルですよね」ってメールが来たんで、僕も初めて気付いたんです。もちろん、医学と工学じゃ、同じ業者でも事情が違うってことはあり得るとは思いますが、まぁ、怪しいことは間違いないですよね……。そんなところに載った論文で、日本の新聞やNHKまでもが無批判で騒いでいるわけですから、世も末ですね……。

木村　新型コロナウイルスに「対策ない場合、42万人死亡」という主張に関しても議論が必要だと思います。日本はメディアだけでなく学術界においても、声が大きい人が言ったことがエビデンスになる、という風潮があります。すなわちデータよりも空気のほうが重要といった考えです。

そもそも日本は保健所自体も、公衆衛生を担うための十分な体制が整っていないから、積極的疫学調査もできないままなんですよ。法に則って、検査をして、数字は持っていますが、そのデータが何を示すのか、どう分析すべきものなのかが分かっていない。公衆衛生を考えるには、本来は生物統計学者（biostatistician）が必要なんです。感染症であれば感染症の動態が分からなければ、統計モデルを作ることも、サンプリングもできない。しかし、保健所にはそんな人は存在しないし、そもそも日本には生物統計学者はわずかしかいない。教育機関もほとんどないからです。

だから西浦教授の説が、あまり議論されないまま広がって国や東京都の政策決定まで動かしてしまうのは大きな問題だと思います。

「医者は儲かるもんじゃない」

藤井　医学界、医療界の倫理の崩壊は、日本のコロナ禍をここまで深刻に導いた大きな要因です。そんななかでお医者さんの家系に生まれて、知識はもちろんですがモラルや倫理性も父親から受け継いでおられる木村先生のお話は、とっても心に強く残ったんです。お父様は「医者は儲かるもんじゃないんだ」っておっしゃったってお聞きして……本当に感激しました。

木村　ええ。父は、例えば病院の広告を出している開業医にも「おかしい」と指摘していたような人で、医師会といつも喧嘩していました。そんな姿を見て、医者というのはすごいんだなと感じたことはあります。

また当時、いろんな感染症があったので、父は私をクリニックに入れたがらなかったんですね。なぜなら「病院というのは、汚いものなんだ」と。目に見えないウイルスや細菌がうようよしている、だから来るんじゃないということだったんです。開業医はみんな、大した病気でない人でも、病院に来てもらえば儲かるから、病院に来い、病院に来いと言いますね。病院がサロン化しているわけです。父は、サロン化する、宣伝をするなどもってのほかと言っていましたが、しかし父の患者はいつも溢れていました。そういう意味で、私は病院ほど汚いところはないと思っています。

父は「医者は儲かるもんじゃない」とよく言っていました。コロナ禍で父の言ったことの意味がよく分かります。病院に来い、というのは絶対にやってはならないことだと思っています。特に高齢者は感染したら危険ですからね。

藤井　そんな話って、今の医師の世界の風潮にどっぷりの人が聞いたら驚くんじゃないでしょうか……？　「え、どういうこと？　かけたコストを回収するのは当然でしょう」って方がどんどん増えてるんですから……。

木村先生を見ていると、お父様の職業倫理が見事に伝わっていると感じます。私も学生たちには、「誠実に分析せよ」「詭弁を弄してはならない」っていう職業倫理を伝えようとしていますが、そういうことは僕は僕の師匠連中から学んだ。つまりそれは、教えられたことを教えようとしているだけなわけです。そしてなんと言っても、学問の目的はあくまでも真実の探求であり、工学の目的は善の追求なんだ、っていうことが当たり前のこととして、学部、大学院、そして助手の時代に徹底的に訓練された。そんな中で、「俺が社会を動かすんだ～」なんていうような満足感、恍惚感を得ることを学問の目的にしては絶対にいけない、っていう精神性を築き上げていくわけです。でもそれはアカデミズムの世界だけじゃなくて、かつてはポリティクス（政治）の世界でも医師の世界でもそういう「一子相伝」的な教えやシステムが、しっかりあったはずなんだと思うんです。

でも、返す返すこのコロナ禍を巡る騒動を目にするにつけ、日本医師会やメディアに出ている医師や学者達を筆頭に、こうした倫理の継承のシステムが崩壊しつつあるんじゃないかと思えてくるんです……。

木村　なんだか空恐ろしくなってきますね。

コロナの〝ポリコレ棒〟

藤井　倫理の崩壊という点でいうと、特定の職業やエリート層にかぎらず、日本全体の底が抜けてしまったのではないか、という気もするんです。メディアに煽られた多くの人が、「自粛」を仕方のないものと大人しく受け入れるだけでなく、むしろ「もっと強く抑圧してくれ！」と求める状況にすら至ってしまった。さらには「自粛警察」と呼ばれる人たちまで登場して、自粛せず通常の生活を送ろうとする人間を袋叩きにするという現象が起きた。

私が編集長を務める隔月刊誌『表現者クライテリオン』（啓文社）は、コロナ禍に見舞われてからこの「自粛」の問題を社会思想的に考える特集を何度も組んできました。2021年5月号では、こうした自粛を求める雰囲気を昨今流行の「ポリティカル・

コレクトネス（ポリコレ）」という切り口から徹底的に様々な論者と共に論じました。「自粛」はもはや「人権」と並んで「何を犠牲にしても守らなければならないもので、ないがしろにするものは、やっつけてしまえば良い、潰してしまえば良い」と言わんばかりの地位を与えられているのではないかというのが私たちの見立てでした。

木村　「コロナは高齢者以外はそんなに怖くない」と言うことも許されないですね。

藤井　そうなんですよね……そういった発言は「コロナ・ポリコレ」的にはアウトだっていう風に見なされるに至ってしまった。

例えば「ジェンダー差別」「ヘイト」は、曖昧な定義であるにもかかわらず、誰も反対できないモンスター・ポリコレになりつつある。一言でも触れると一斉に叩かれるため、言論や表現を激しく縛っている。あれと同じで「コロナは危ないから、自粛をしなければならない」っていうのが今、「ポリコレ」になってしまって、それが強固に世間に共有されてしまっている。だから、そんなポリコレに反して動いてる奴は徹底的に悪だということで、叩きのめしてもいい、なんて空気ができあがっている。もうこうなると、誰も強烈に反対することができなくなってしまっている。

だから「コロナは必ずしも危険ではない」なんていう言説は完全にポリコレに引っ

かかる。「コロナは風邪だ」も駄目。

コロナには一ダースぐらいこういう〝ポリコレ棒〟（ポリコレで人を叩くことから生まれた造語）がすでにあって、〝自粛警察〟はそれをスーツケースに入れて持ち歩き、私や木村先生が何か言うと、取り出して叩き出すわけですよ。

〝自粛警察〟が叩くと、「こいつ叩いてええんや」とばかりに、一斉に叩きにくる。集中砲火を浴びます。それが今、日本で行われている。緊急事態が解除されたり、感染者数が少なくなったりワクチン接種が進んだりしてくれれば、そういう空気はもちろん緩和していくんですが、感染者がまた増えはじめたりすれば、すぐにまた空気がこわばり始める。「ゼロコロナ」を目指す風潮は決してなくなってはいないですから、僅かなコロナの拡大ですぐにポリコレ棒が巨大化していくことになる。

こういう現象は「全体主義」なんて言われ方もしますが、こういうポリコレ棒によるバッシング、炎上が激しく起こっちゃう時っていうのは、社会に巨大な不満なり不安なり恐怖なりといった、なにやらとても巨大な「ネガティブなもの」が溜まっている時なんですよ。ナチス・ドイツの全体主義は、第一次大戦で散々戦勝国からドイツがイジメ抜かれたことで、ドイツ人の心の中に巨大な不満が渦巻いていたことが原因だったと言われている。で、今のコロナの全体主義なりポリコレの暴走現象の根底にあるものはやっぱり「コロナが怖い」っていう恐怖心そのものなんだと思います。

木村　テレビが煽りましたからね。

藤井　新型コロナのような未知のものは「なんか怖い」と人々が思ってしまうのも半ば当然なところがある。しかもコロナの「ウイルス」なるものは目に見えない、インビジブルなものですから、人を不安に陥れる要素を強烈に持っている。で、そんな人々の恐怖心なり不安な精神につけ込み、それを活用するために、徹底的に煽って視聴率なり何なりを稼ごうとしたのがテレビだったわけで、だから彼らはコロナを煽りに煽りまくったわけです。これによって多くの国民がコロナに対してもう、震え上がっちゃった。

そして、このポリコレの暴走の裏側には必ず、「思考停止」という現象がある。モノをきちんと考えていたらポリコレ棒をとにかく振り回せば良い、なんてことにはならないんですから、ポリコレ棒を振り回すには思考停止しておくことが必要条件になっているわけです。

だから、「政府や医師が言っていることは本当か」「自粛と言うけれど、感染予防策を取りながら〝日常〟を送ることはできないのか」という、ちょっとでも考えれば自然に生まれてくるであろう疑問が、ポリコレ棒を振り回す人々の脳裏には絶対浮かんでこないし、データを見て冷静に判断しようなんてことにもならない。

しかも、このポリコレ棒は大層使い勝手がいいもので、とりあえず何も考えずにコレさえ振り回しておけば、世間的には「防疫に協力している」という体裁が取れるので、世間から「お利口さん」として扱ってもらえるようになる。振り回してさえおけば、我が身安泰、というわけです。ポリコレはなんといっても「正しい」わけですから「私は絶対的な正義側にいるんだ」っていう安心感を得られるわけで、世間全体の風潮がその安心感を支えてくれる。だからそれさえ振り回しておけば誰からも叩かれないで済み、平穏無事に時間をやり過ごすことが可能となる――そんな風に人々が打算的に動けば動くほど、ポリコレ棒は社会の中でどんどんどんどん、巨大化していくわけです。

攻撃的になる人たち

藤井　で、日本の場合には、政治家が政治をしようとせず、ただただ世間の空気を読んで、それになびくこと以外、特に何も考えていませんから、ポリコレ棒がある程度大きくなってくれれば、それにお墨付きを与える行政を展開し出すわけです。それが「緊急事態宣言」だったり「8割自粛要請」といった、行政展開です。これが実は感染抑止にはほとんど影響していない、仮にあったとしても統計的に検出することが極めて困難なほど僅少であるっていうのは、我々のような行動計量学の研究者は検証して突き止めることができるわけですが、政府はそういう検証を一切やろうとせず、ただただ、世間の空気に付き従うだけ。こうしてポリコレ棒は途中から、行政的権威まで纏うようにすらなるわけです。

そうなると、国民を監視し、ちょっとでも宴会なり何なりといったポリコレ違反をしている個人なり店舗なりを見つけ出したら、徹底的にタコ殴りにしていたため付けてやろうと考える人々、いわゆる自粛警察の方々が雨後の竹の子のようにわんさかわんさか出てくることになるわけです。

先ほども述べたように、この現象の根底にあるのは「コロナが怖い」という恐怖心。普段は「明日死んでも運命は受け入れる」とか「国のために命を賭けられるなら喜んで応じる」と殊勝なことを言っていた人たちが、急に震え上がって「コロナが怖い！」

「感染したくない！」「死にたくない！」というエゴを全面に出して、そこからはみ出そうとする他人を殴ってくる。

「コロナは高齢者と既往症患者以外は、それほどナーバスにならなくてもいいんですよ」と言おうものなら、脳内で認知的不協和が起こり、余計に攻撃的になる。ほとんど精神疾患の領域なんですよね。過剰な自粛は必要ない、最低限、こういうことに気をつければ感染しないということが分かっている人たちは正気を保っていますが。

木村　正気を保っている人は少ないですよ。諸外国のように「いつも通りの生活をさせろ！」という若者も日本にはいません。

藤井　そんなことを言っているのは我々だけかもしれませんね（笑）。『表現者クライテリオン』の2021年3月号や別冊の『「コロナ」から日常を取り戻す』などで精神科医の和田秀樹先生に精神病理の観点からご寄稿いただいたんです。「自粛警察」的な風潮、異様に新型コロナを恐れる心理についての精神病理学的見解をお書きいただきました。

作家の辻仁成氏が批判的に紹介していましたが、2020年4月頃、フランス人哲学者のアドリアンという人物が、「自分にとってはコロナにかかることよりも、家の中でじっとしていることの方が、命を脅かしている」と言っていたそうです。私はこの哲学者の言い分がよく分かるし、おそらくフランスでも共感を覚えた人が多かったでしょう。しかし日本の中ではむしろ我々の方がおかしな人間のように思われている。

木村　ははは。

藤井　世間は我々の存在を見ないふりをし、無視するんです。我々の言っていることが学術的、科学的に間違っているなら、そう指摘してくれればいい。我々は決して、コロナで苦しんでいる患者さん、亡くなった方々、そして、コロナと闘う現場医師の皆さんの存在を忘れない。我々は彼らの存在を見据えた上で、かつ、自粛で苦しむ他の人々の存在も見据え、トータルでその被害を最小化できる道を探ろうとしているに過ぎない。しかし認知的不協和を起こしている人間は、自分の認識している「コロナは危ない」という世界観を脅かされたくない。そういう彼らにとっての危ない材料は、ある時は際物扱いし、さらに進むと「存在しないことにする」のですよ。

木村　主張だけでなく、人間としての存在が消されているんですか。

藤井　都合の悪いことは見なかったことにする。これが戦後日本のやり方なんです。

第6章　死を受け入れられない日本人

「90歳が死亡」と「20歳が死亡」の違い

藤井　僕は今回のコロナ騒動を経て思うのは、「新型コロナウイルスが日本にストレスチェックをかけた」ってことなんだなぁ、ということです。で、そのストレスチェックの結果、日本の「宿痾」（つまり、治りようのない病）が山ほど顕在化したんだと思うんです。これまで話してきたように、メディア、医療、官僚、法整備の脆弱性が明らかになった。ただし、今回の件で一番深く思ったのは、「日本人はもう、死を受け入れられなくなってきているんだ」っていうことでした。これこそ、今回のコロナ騒動のあらゆる問題の根底に横たわる本質的な問題なんだと感じました。

木村　そうですね。それは日本には公衆衛生（パブリックヘルス）の概念がないことからも明らかです。

公衆衛生（パブリックヘルス）ではマス（集団）を考えます。1人死亡すると、それは10人のうちの1人なのか、100人のうちの1人なのか、あるいは1億人のうちの1人なのかで全然意味合いが違ってきます。また、90歳の方が1人亡くなったのか、20歳の方が1人亡くなったのかでも、意味合いが違ってきます。

公衆衛生（パブリックヘルス）ではこのように包括的に、マスで考えたときにどれだけの社会的なインパクトがあるかという議論をします。日本で公衆衛生というと、暗い小さな教室で動物実験をしているイメージがありますが。ところが先ほども述べましたが、日本はこの概念がない。

私はジョンズホプキンス大学公衆衛生大学院疫学部で「公衆衛生」について学んだ後、内科医として研修し、アメリカ疾病予防管理センター（ＣＤＣ）多施設研究プロジェクトコーディネイターなどを務めました。その経験から言えば、日本では公衆衛生をきちんと学べる体制が整っていません。日本では公衆衛生が学問として確立されていないのです。

欧米では、School of Public Health は独立した学問で、医師だけでなく統計学者、社会学者、経済学者や政治的なポジションの人たちが参加して、公衆衛生を守るための仕組みを構築しています。医学部の限られた領域ではなくて、専門の学校や学科がある。それは当然の話で、医者として患者一人一人を診察し、治療を施すという医学の世界と、公衆衛生の観点は全く違っているからです。

日本の医学はとりわけ臨床に特化していて、一人の患者と向き合い、治療することに重きが置かれていますが、実際の医療には様々な分野があって、基礎医学の研究もあれば、社会学に近いような分野もある。　公衆衛生（パブリックヘルス）はまさにそういう分野です。

藤井　前にも紹介しましたが、我が京都大学には公衆衛生の専門家で、医師でありながら、都市計画の教授をしている高野裕久教授という方が、当方の同じ専攻でご一緒してるんですが、そういう人をいつも京都大学では1人置いているのです。やはり都市計画を行うときには医学的知見が絶対に必要だからです。

コロナの問題では彼と一緒に共著『感染列島強靭化論』(晶文社)を書きました。その時に彼に教えてもらって盛り込んだのが、公衆衛生のベーシックな概念である「YLL(Years of Life Lost＝損失生存年数)」です。簡単に言えば、平均寿命が80歳という社会で20歳の方が命を落とせば、失われた余命は60年。40歳の方なら40年になりますね。60歳の方なら20年。80歳の方ならゼロに近くなる。

単に死亡者の人数をカウントするのではなく、死亡者の年齢を元にYLLを算出して、「高齢者が死んでもYLLは低い。しかし若年層が死ぬとYLLは高い」のだから、その点を完全に無視するのではなく、事実を事実として受け止めておくことが必要ではないかと主張したんです。

そして何人が死亡したかという尺度と、何年分の余命が失われたかという尺度を出し、計算をして、論文を出して公表しています。

木村　たぶん、それはまったく受け入れられないと思います。

藤井　まったく受け入れられないですね（笑）。実際、大きな学会のオフィシャル学術誌に投稿したところ、びっくりするくらい理不尽ないちゃもんを付けられて落とされてしまいました。我々は、何らかの社会政策を主張したのではない。ただ事実を事実として公表したに過ぎない。しかし、その公表行為すら、世の中の「物語」にそぐわない、っていうことで論文の査読者達も世間を忖度してるのがありありと理解出来るような査読評価文章でした。つまり日本の主要学会ですら思考停止してるくらいに、今回のコロナ騒動の精神病理的現象っていうのは根深いものがあるんだってことなんだと思いましたよ。まぁ、その後、別のもっと正気を保っている学術雑誌に投稿したらつつがなく通りましたが。

木村　それは査読者が、確率論で考えられない、つまり割り算ができないということです。

藤井　まさにそんな感じの査読評価結果でしたね（苦笑）。

木村　それに関連して例を挙げれば、先日、ある先生から聞いたのですが、病院に80歳だったかの患者さんがいらして、不幸にも亡くなったそうなのです。するとご家族が「病院に来て、なぜ死ぬんですか？」と言ったというのですね。

日本人の平均寿命は何歳ですか、という話なのです。これを客観的に受け入れられない日本人はおかしいと思います。

コロナと高齢者

藤井　コロナはまさに日本人に「死」というものが存在するんだっていうことの現実を突きつけたんだと思うんです。

木村　データを見れば、新型コロナウイルス感染症という病は、高齢者の死亡率が高いことは明らかです。テレビは年齢別のコロナの感染者数、死亡者数をなかなか見せませんが、厚労省のサイトにはそのデータが出ています。感染者数は20代が圧倒的に多いわけですが、死亡者数は70代、80代が圧倒的に多い。

第1章で述べたように（図1）、２０２１（令和3）年5月26日時点の「新型コロナウイルス感染症の国内発生動向（速報値）」では、80代以上の死亡者数は６９７４人、

70代は2555人と極めて大きい。全体の死者数が1万7775人ですから、死者の88％が80代以上と70代だということになります。

テレビは変異株で若者でも死亡すると煽りますが、データからはそれが特異な例であることが一目瞭然です。だからこそ高齢者を守ることで、社会活動や経済活動への制約を最小限にとどめる政策をとるべきだと提言してきました。

藤井　これも第1章でふれましたが、木村先生と私とで一緒に論文（「高齢者と非高齢者の2トラック型の新型コロナウイルス対策について」）にして提言しましたね。

木村　はい。そこでも書いたのですが、高齢者の人工呼吸器での延命をどう考えるかも今まで日本人は深く考えてこなかったのではないですか。そもそも人工呼吸器を使用するのは、高齢者にとっては必ずしも幸せではないという問題があります。呼吸器をつなぐのは本人にとっても苦痛ですし、よくなったからと外しても1週間くらいで亡くなってしまったり、認知症になってしまったりと高齢者への使用には弊害が多いんですね。

少し我々の論文を引用します。

〈第一に、人工呼吸器を使うことは患者にとって相当な苦痛を伴い、通常はこの苦痛を感じさせないようにするために患者を麻酔によって眠らせることによって対応している。新型コロナウイルスの蔓延時には麻酔医や麻酔薬の確保もままならない可能性があり、延命のための痛みが生じる恐れがある。

第二に、年齢によって人工呼吸器などを使った集中治療による延命の可能性が低くなるという側面がある。新型コロナウイルスの感染患者の場合には、イギリスの報告によると、クリティカルケアを受けて死亡した割合は、16〜39歳で23・3%、40〜49歳で26・0%、50〜59歳で41・1%、60〜69歳で56・4%、70〜79歳で68・7%、80歳以上で72・9%と年齢が高くなるにつれて死亡割合が高まる［11］。一般論としても、高齢者の場合には人工呼吸器による延命が若い人々に比べて難しいことがいくつかの研究で示されている［12 13］。ICUに入ることが高齢者の寿命を延ばすかどうかについては研究ごとに結果が分かれており［14 - 16］、明確なエビデンスがない。ECMO（エクモ：体外式膜型人工肺）の利用については死亡リスクを約24%減らすという研究があるが［17］、平均年齢が50歳ぐらいで高齢者への適用は難しい。

第三に、特に高齢者については人工呼吸器を使って助かった場合の予後が悪く［18］、特に、人工呼吸器の使用期間が長いと、退院しても短期で死亡したり生活機能が低下

したりするリスクが高い〔19〕。〉

そもそも、各国の状況を見るとＥＣＭＯを50歳以上にも挿管している国は、日本以外にありません。

藤井　え、ないんですか？

命さえあればいいのか

木村　ありません。言い方を変えれば、50歳以上にもＥＣＭＯを日常的に使用しているのは日本だけではないでしょうか？　日本はやはり少し過度な医療が行われていると見るべきでしょう。

また、これにはコミュニケーション不足もあります。高齢者本人は「その時が来たら、延命のためだけの器具につなぐのはやめてほしい」と思っていても、いざとなれば家族は可能性がゼロではないならつないでくれと要望する。家族に言われたら医師は呼吸器を使用せざるを得ないという現実があります。

藤井　なるほど。海外でもどこかに事例はあるのかもしれませんが、日本のような状況ではないんでしょうね……。

そんなことを話してますと、私の父が肺炎で72歳で他界したときのことを思い出します。今から思うと、平均よりはずいぶんと若い年齢で亡くなったんだなぁと思います。が、いずれにしても父は結核、肺炎といろんな病気を併発し、最後には人工呼吸器をつけました。

本当につらそうだったので、今でもあの判断でよかったのか、むしろ虐待したようなものではなかったのかという反省や後悔があります。

私がスウェーデンに留学して、一年間住んでいた時に、当地の医療界の話を見たり聞いたり、調べたりしました。スウェーデンには「寝たきり老人をゼロにする」という概念があり、胃瘻《いろう》や人工呼吸器などで無理な延命をすることは、治療や医療ではなくむしろ虐待だとされていて、「やってはいけないこと」になっている。当時30代だった私は、そんな情報に触れながら、「ひょっとして父に対して僕は思慮が浅かったんじゃないだろうか……最後、苦しまずに他界できるようにしてあげるべきだったんじゃないか」とかなり真剣に思いましたですね……。

こうした僕の気持ちが正当かどうかなんて僕には分かりませんが、少なくとも私は30代でそのことに気づくことができて良かったんじゃないかと思います。まだ母が生きていますから、できるだけ母には「とにかく死ななきゃいいんだよ」みたいな態度でなく、死ぬ最後の一秒まで、できるだけ苦しまず、楽しい気持ちのままでいて欲しいと心底思います。でも、そういう気持ちに、多くの人々がまだ至っていないのが、今の日本の現状なのではないかと、感じています。終末期をどう過ごすか。ＱＯＬ（クオリティーオブライフ）をどう考えるか。これはまさにコロナ禍でも突きつけられた問題です。

木村　今、スウェーデンのお話が出たので触れておくと、スウェーデンは集団免疫作戦や、原則として重症化した高齢者に呼吸器をつながないという方針を取りました。感染者や死亡者が増えたことで批判されたり、スウェーデンモデルは失敗だと言われるようになっています。しかし、私は最終的に俯瞰して見れば、つまり、人の幸福や経済面など様々な要素を総合的に判断すると、結果的にスウェーデンは成功例の一つだったのではないかと思います。

藤井　私もそう思いますね。命が大切なのは当然です。だから「経済苦で首を括らざるを得ないところまで追い込まれてしまった人たち」や「自殺者」を増やすような政策を取るべきではないと主張してきたわけです。

しかし命「だけ」が大事なのではない。命だけが大切なのであれば、我々は娯楽を考える必要もない。最後はとにかく管でも何でもつけて、虫の息だろうがなんだろうが、延命するだけの最期を迎えればいい。でもそんな人生に一体何の意味があるのか。生きるとは本来、何なのか――そういう巨大な問題が残るんじゃないかと思うんです。

木村　コロナ禍ではそういう問いも封殺されてきましたね。

恩師が問うた「人の幸福感」

藤井　喜び、悲しみ、そういうものを人とのかかわりの中で感じながら、人生を展開させていってこその「命」です。心臓が動いて、呼吸していればそれで「生きている」わけではありません。コロナ禍ではそのことが脇に置かれて、「生活も日常もイベントも社交も、何もかも命のためには不要不急なものに過ぎない」とされたことに疑問があるんです。

家族のだんらんや恋人同士の語らいはもちろんですが、ライブやコンサート、演劇などの文化的活動や公共交通での移動は、いずれも人々の間の「ソーシャルディスタンス」を縮めるものです。場所と時間を共有し、体験を共有する。これが社交であり、社交なき生活、社交なき人生というのは本来、ありえない。

感染対策を十分に講じたうえであれば、家族との語らいも、ライブや映画を楽しむこともできるはずですし、仮に政府が「感染防止のために文化的活動を制限せよ」と言ったとしても、市民の側から「こうすれば感染を広げずに文化的活動を行うことは可能なはずだ」と反論しなければならない。

こうした「広義の接触」を暴力的な方法で封じようというのは、人々から人間性を奪うに等しい。だから私は徹底抗戦して、「感染の危険性を下げながら社交を続ける方策」を模索したし、専門家の力を借りてそのノウハウも発表してきました。しかしそれに対する反発、抵抗はものすごいものがあった。「みんなが大人しく自粛してるのに、余計なことを言うな」と。

また、人生においてリスクは必ず取らなければならないということも忘れ去られています。やはり我々は、人生で様々なリスクの「比較衡量」を行い、リスクを取りながら生きていくというのが当然の常識だと思うんです。

木村　そうです。

藤井　この常識がこの日本においてここまで喪失していたのかということが、このコロナ禍で一番悲しいことでした。しかもそれが一般世論やマスメディア上だけでなく、いわゆる学術界、さらには命の意味、実存を問い続けてきた言論界においてすら似たような状況だったんですが……それは本当に哀しく感じました。

木村　私の恩師の一人にＤ・Ａ・ヘンダーソンという人がいます。２０１６年に亡くなったのですが、彼はジョージ・Ｈ・Ｗ・ブッシュ米大統領のライフサイエンス・アドバイザーや、ＷＨＯ天然痘根絶チームの初代チームリーダーを務めました。

彼が書いたバイオテロの本に、「隔離することの効果（医学的、科学的でなく社会的、政治的な側面も含めて）が、個人の自由を制限することによって生じる意義の他、負のインパクト、例えば倫理的な側面などを上回った時にだけ、その権力を行使すべき」（Bioterrorism, JAMAbooks）と書いてあるんです。バイオテロという事態ですら、人権や人の幸福感は考慮されるべきだと言っています。

しかし日本はどうだったか。確かに一定の警戒をすべき感染症ではありますが、全世代、全国民が人との接触を断ってまで抑えるべき感染症だったのか。この点でのバランスや費用対効果が問われなければなりません。

人が他人との接触を完全に断ってでも「ゼロコロナ」を目指すべきだというなら、

人の人生も、国民国家や共同体としての存在理由もなくなってしまいます。

日本において緊急事態宣言は強制力を持たないので、諸外国のように強制力が必要だという意見が多く聞かれます。私は、こうした緊急事態に備えて、海外からの人の出入りを禁止する、国内での移動を禁じるといった法整備は、議論する必要があると思います。

しかし、それを行使するかどうか、というのは別の議論だと思います。諸外国では今回、厳しいロックダウンなどが行われましたが、それがどの程度、感染拡大を抑えたか、という考察は後に行われるでしょう。流行初期のイギリスや、２０２０年冬までのスウェーデンのような、高齢者以外は特に人の動きを制限しなかった戦略（緩和戦略）と、ロックダウンのような強硬な抑圧戦略とそれを緩めることを繰り返したジグザグ戦略の、どちらがよかったかはもう少ししないと分かりません。

今回、日本のように感染者も極めて少ない中で、果たしてロックダウンのように人の自由を制限することが必要だったかといえば、私はそうとは思いません。

また、水際対策として、変異株が流行している地域からの入国を止めたほうが良い、と主張する人もいます。しかし水際で完全に感染を抑えることは不可能です。日本は島国だからという言葉も聞かれますが、「空に国境なし」の現代において、船での往来が主だった時代を想定することは困難です。実際、14世紀、15世紀に世界で大流行したペストに対して、イタリアは40日間（40＝quaranta、検疫＝quarantineの語源になっている）、汚染国からきた船を留めおきました。しかし、最終的にペストから逃れた国はありませんでした。

こうした歴史的事実から考えれば、入国禁止、人の移動制限の徹底は、重症化に対応できる医療体制を整えるまで（効果的な薬剤やワクチン開発を含む）の時間稼ぎであって、特効薬ではないことを理解する必要があります。そうなれば、次回（あってほしくないですが）、新たな感染症がやってきた場合に備えて、国内の医療体制を充実させる、また、ワクチンなどの開発に積極的に取り組む、という根本的、近代的な対策を強化すべきだと思います。日本は、いまだに感染症対策に対して、水際対策、感染症封じ込め、といった前時代的な、精神論的政策に重きをおく傾向があります。

繰り返しますが、人の流れを強制的に止めることは永久には難しいし、それによって感染症をゼロにすることは極めて難しい、ということを為政者は正しく理解することが重要です。

人として生きることを放棄

藤井　全くおっしゃる通りです。そのことを伝えるために、コロナ流行開始時から書籍や雑誌、テレビやラジオ、ネットでも（僕が個人的には、字数が制限されすぎて誤解されることは１００万％確実だからっていうことが理由で長らく忌み嫌ってきた）ツイッターまで使って、連日情報を発信してきた。それが人間としての「常識」だと思ったからです。あらゆる条件を比較衡量して、ベストソリューションを探るのは、飲食店やパン屋の店主であれ、学者であれ、医師であれ、社会生活をしている人間であれば当然、やっていることだからです。

例えば、もし、がんへの効果よりも副作用のほうが大きいと分かっていて抗がん剤治療をする医師がいますか？　そんなヤブ医者が許されるはずがないじゃないですか。抗がん剤治療をするときには、まっとうな医師ならばベストソリューションをめざし、客観的リスクがどの程度あり、副作用がどの程度なのかを可能な限り入手できるデータで見積もるに決まってますよね⁉

ところがテレビも言論界も、この副作用を見積もらない。そこに関心を持たずに、す。「コロナリスク以外のリスクに配慮し、そうしたリスクをコロナリスクよりも重視する」なんて態度を取ろうとすると、「お前はコロナを舐めてるだろ！　そんなことを言うのは、凄まじく不謹慎じゃないか!!」と断罪する。そして彼らはひたすら、自粛してればそれでいいんだ、抑え込むまで自粛しておけばいいんだと言ってきたわけです。

僕はこういう人々は結局、「生きる」ということの意味を何も分かっていないいんじゃないかと、思うんです。

木村　人として生きることを放棄したと。

藤井　そう思います。もちろんコロナのリスクが、何度も繰り返しますが、ペストみたいに致死率が7割だっていうくらい超毒性が強ければ、緊急事態としてそれくらいのことがあってもいいのかも知れませんが、これも何度も言いますが、日本は欧米と違ってコロナリスクは「さざ波」レベルなんですから、過剰としか言いようがない。『表現者クライテリオン』2021年5月号でも、東浩紀さん、辻田真佐憲さん、浜崎洋介さんとの対談の中で、「とにかく社交（人との接触）を辞めろ、リスクを徹底して回避しろと言うなら、最初から生まれない方がいい、ということになるのではないか」という議論をしていたんですが、何度思い起こしても、まさにそうだと思います。ゼロリスク信仰の行きつく先は「生まれてくることでリスクが生まれる。生まれなければリスクもない」という反出生主義に行きつきます。

そこまで行かないにしても、「大人しく従っていればいいんだ。疑問を持つな。そうすればいつか嵐は過ぎ去って、ゼロコロナが実現できるぞ」という意見に従うのは、私にとっては「ただ生きているというだけの奴隷化」とほぼ同義です。しばしば言われてきた「一億総白痴化」だけでなく、「総奴隷化」状態です。

木村　どうして日本人はこうなってしまったのでしょうか。

藤井　少なくとも昔の日本人はこうじゃなかったと思うんですよ。「死」について自然に受け入れていた。

日常においては、私の祖母は晩年、毎日仏壇に手を合わせながら「いつお迎えが来るかねえ」「そろそろかねえ」なんていつも言ってました。それが僕の幼少期の頃の原風景です。僕の大好きなおばあちゃんはそうやって、「その日」が来ることを受け入れ、むしろ、「いつお迎えが来てもいいように」と心の準備をしていたわけです。

もちろん、だからといって生きることを放棄したり、諦めの境地に立って家に引きこもったりしているべきだ、なんてことを言ってるんじゃない。僕の祖母だって、どれだけ高齢になってもいろんな所に旅行に行ったりして楽しんでましたよ。「精一杯生きる」という気持ちと「お迎えの日がそのうちやって来る」という覚悟を両立させながら、日々を粛々と過ごしていたように思います。

日本の「幼稚さ」にもかかわるかもしれませんが、現代人の中には「死にたくない」「でも自分だけは、他人にどれだけ迷惑かけても得したい」というむき出しの本音をさらけ出して生きている方も少なくないんじゃないかという風にも感じます。もちろん、祖母の世代の精神では抑制されていたそういう浅ましさは、僕だって決して例外ではありませんが、できるだけそうではないように生きていきたい、とは少なくとも願っている。だからそのためにも、死生観云々以前に、そんなまったく幼稚な精神にはありたくない、と願ってる。でも、現代社会には「社会のために、十分生きた我々が少し我慢しよう」というような「公」を考える心がどんどん蒸発していき、ひたすらに「私」だけを優先させようという姿勢が肥大化しているように感じます。その結果、あらゆる意味で立場の弱い若者達が、社会全体から自粛を強制される状況が続いている。これは本当に哀しい話です。

木村　私の父は大正三年生まれですが、母や両親の兄弟たちもだいたいその頃の年代です。母方の伯父は職業軍人で、戦後も自衛隊の幕僚になった。父も軍医として戦争に行きましたが、その世代の人たちはどの職業やポジションにいても、やはり戦争の何たるかを知っていたし、死の何たるかも知っていたんですよね。一緒に戦地へ行った戦友が亡くなったという経験もあったし、日露戦争の碑があると手を合わせたりしていた。「日本を守ること」と「命を賭けること」、そして「死」というものが、彼らにとっては日常だった。私もそうした両親の姿を見ていましたから、自然と学ぶところはあったんだろうと思います。

藤井　私の亡くなった父も、戦争中に人間魚雷「回天」に乗るところだったんだけど、その直前に戦争が終わったと言っていました。父が回天に乗って特攻していたら私は存在しないわけですが、そういう世代に育てられたので、死や戦争というものはある意味、身近でした。そして、戦わなければ滅ぼされる、だから頑張って生きなければならないという感覚も育ったんでしょう。

木村　日本には戦後、そういう意味では「有事」がなかったのですよ。自然災害はあったけれども「有事」はなかったということだと思います。

「人間は不死ではない」

藤井　人間の倫理の源泉は死を理解すること。これはハイデッガーの『存在と時間』という20世紀最大の哲学書の中の最後のテーゼです。死に対する「先駆的覚悟性」と言うのですが、ハイデッガーは人間には二種類あると言っているのです。一つは、自分の人生の先を、どう死ぬかをちゃんとイメージできている。自分というものは「not immortal」である、つまり「不死ではない」と理解しているタイプの本来的な人間。もう一つは、それが理解できていない、非本来的な人間。この二種類です。

簡単に言えば、人間と人間ではないものに分かれる、と。

そして、「not immortal」、つまり人間は「不死ではない」ことを理解するところから、人生における様々な努力や他者への思いやりが生まれてくる、とハイデッガーは論じたわけです。

人間がいつまででも生きていると思えば、節制の必要がない。好き勝手に生きていればいい。他者に対して何をしようが「相手は死なない」のですから、思いやりもいらなくなる。好き勝手に生きてもあとで辻褄が合うと思ってしまうわけですよ。

しかし実際には人は「死ぬ」。人間には寿命があります。ですから、「不死ではない」ことを理解することを通して、精神や社会が整っていくのです。

今回のコロナ禍は、まさにこの「死」が受け入れられていないことから始まっているんだと思うんです。毎日、何人感染、何人死亡と報道される。つまり人の死が目に見える形で、数字で報道されたわけです。世の中はそれを「増えた！」と騒ぎ怯えきっている。

コロナに限らず人間は死にます。僕だっていつか死ぬ。盛世先生だっていつか死ぬ。しかし、今の日本人はそういう当たり前のいつか訪れる死を、受け入れられなくなっているんじゃないかと思うんです。死ぬことに目を塞ぎ、耳を塞いでいる。でもそうやって死を理解していないなんて、「サル」となんら変わらないってことになる。そうなればもうそれは「人」ではない「人でなし」になってしまう。多くの日本人がまさに今、「人でなし」になりつつあることを、残念ながら改めて証明してしまったのがコロナ禍だったんじゃないかと……私は感じています。

木村　残念ながら、「人間は不死ではない」ことを理解していない人の方が、日本人は多くなってしまったということですね。

藤井　そうなんですよ。原因は様々考えられますが、やはり一番大きいのは――いきなりで突拍子もなく聞こえるかもしれませんが――憲法９条を中心とした体制の下で、安全保障をアメリカに委ねていることなんじゃないかと思うんです。75年かけてその弊害がここまで広がってきたんじゃないかと……。

自分で自分の身を守らない動物は「家畜」です。安全保障をアメリカに委ねているということは、アメリカの〝保護領〟だということなのです。実際、アメリカ政府の要人達は平気で保護領っていう言葉を日本に対して公共の場ですら使っている。でも戦後すぐは、そんな風にアメリカ人に侮蔑されてもまだ、自分で自分の国を守った時代を生きて本当の自由を知っていた人たちがいて、日本の中に独立自存の風土は残ってたように思います。しかし、もうそういう方々はみんな亡くなってしまった……。戦争前の、自分で自分のことを守るんだということを知っている人は、いなくなってしまった。そこから日本は、もうとことん駄目になっていってるんじゃないかと、感じます。

戦争では外国に攻められて滅びることのないように抵抗して、相手の侵攻を防ぐ。そのために国としても個人もそれぞれの階層で「戦う」ことが求められます。

なにも有事でなくても、一人の人間として「時として戦わなければ、滅びる」という感覚が、私の中にはあります。だからコロナに対しても、「コロナ自粛」が全体主義化してしまうと、国が滅びると直感して、言論戦を戦っている。

だからこのコロナを巡る言論戦は、畢竟、「国防活動」なんです。

しかしその感覚を持っている人が、日本からはほぼほぼ蒸発しかかってしまっている……風前の灯火です。「俺には関係ない」「飲食店が厳しいといったって、補償してもらってるんだから、カネもらって休んでたらいいじゃないか」「むしろ店を開けるより儲かってるんじゃないの」なんていうゲスな感覚が蔓延していると思うんです。もちろん、最低限、自粛と補償はセットでなくてはならず、それさえやっていない政府や財務省の罪は重い。

しかし「カネをやるから大人しくしてろ」と言われることに何の違和感も持たないのは、やはり生物としての根本的な何かを失っているのではないかと思えてならないんです。家畜の安寧より、死せる餓狼の自由の方がずっと尊い……そんな常識が、日本人の中から蒸発しつつあるように思うんです。

木村　感染症対策は国防だという意識がないんでしょうね。つまるところ、日本がアメリカに占領されて、GHQ（連合国軍総司令部）に支配されたことで、日本人の「総白痴化」が進んだのではないかと思います。

GHQの「プレスコード」で言論統制されたメディアは戦勝国の意に沿う報道をするようになりましたし、国を背負うエリートを養成していた帝国大学も解体されてしまいました。官吏もいなくなり、官僚は単なる「国家公務員」になってしまった。

藤井 「国が亡びるなんて、知ったことか。誰かが何とかしてくれるだろう、俺はうまい飯食って寝て生きていられればそれでいいんだ」というのは、もはや非本来的国家状態と言っていいでしょう。生き延びるための戦略も何もない。徒手空拳で、ただ日々を過ごすことだけを繰り返している。こんな国が国と言えますか。

木村 残念なことです。

五輪開催が最大の処方箋に

木村 そうはいっても私たちは、何とか日本をよい国にしたいと思います。

東京五輪という大きなイベントがあります。東京五輪が今までの社会の閉塞感を少しでも払拭してくれればと思います。

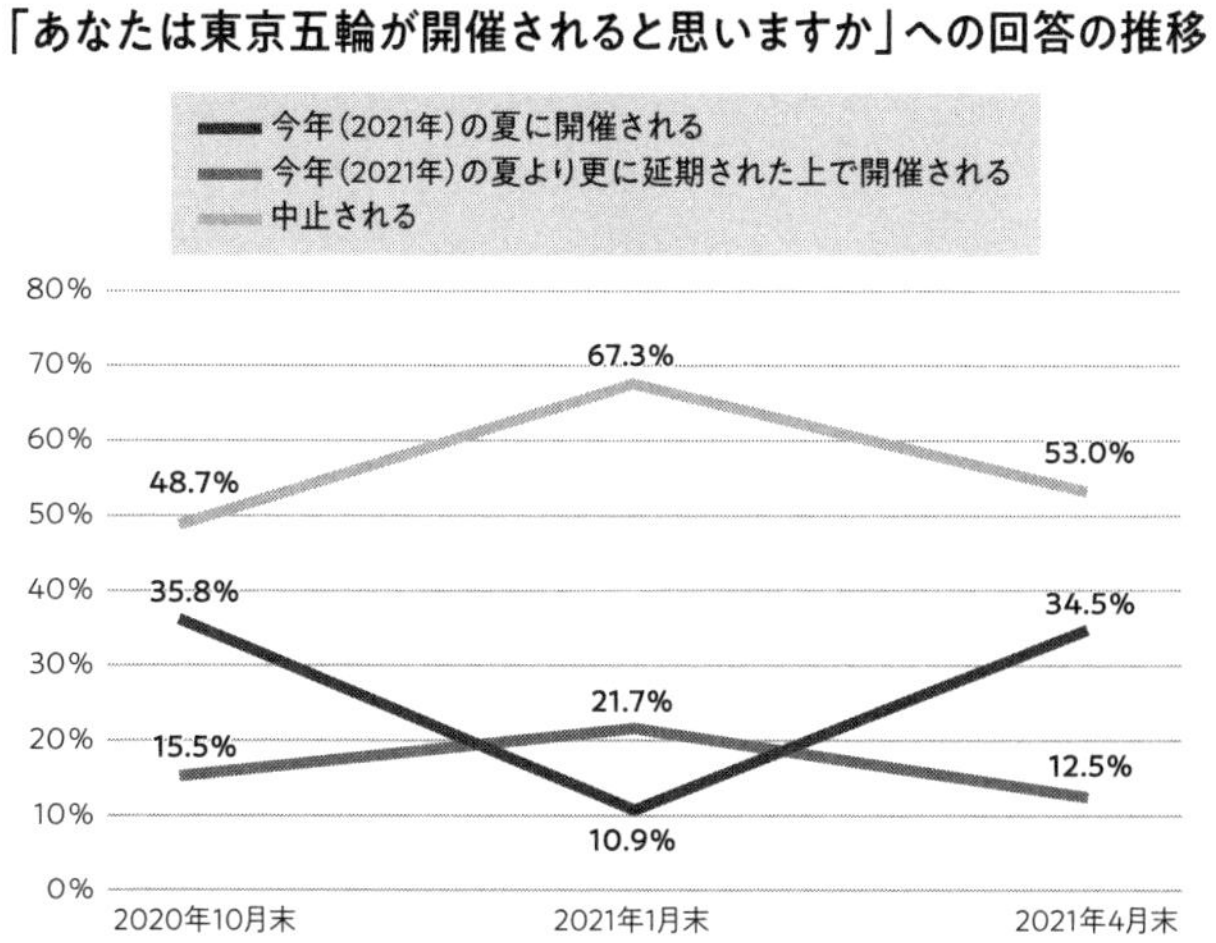

図7　「あなたは東京五輪が開催されると思いますか」への回答の推移
（出典）2020 年度「新型コロナウイルス流行下における心身の健康状に関する継続調査」

東京五輪への関心は高く、マスメディアだけでなく、道を歩いていても「五輪を開催した方がよいかどうか」といった会話が聞こえてくるほどです。

これについて経済産業研究所（RIETI）上席研究員の関沢洋一氏らが興味深い研究結果を発表しています（「どのような人々が東京オリンピックが２０２１年夏に開催されないと予想しているか？」）。RIETIの研究プロジェクトの一環として、東京五輪に関する質問を盛り込んだアンケート調査が２０２０年10月から三度にわたって行われました。質問内容は次のとおりです。
あなたは東京五輪が開催されると思いますか。
1　今年（2021年）の夏に開催される
2　今年（2021年）の夏より更に延期された上で開催される
3　中止される

結果は前頁の図（図7）のようになっています。
そして関沢氏らは、「どのような人々が東京五輪が2021年夏に開催されないと予想しているか」を次のように分析しています。
• 延期（対開催）と中止（対開催）のいずれの予想でも男女間では明確な差がない。
• 65歳以上に比べて、30〜65歳未満は、中止と予想する割合が少ない。
• 預貯金額が1000万円以上の人々に比べて預金額が少ない人々は延期されると予想する割合が大きい。世帯収入の違いによる明確な差はない。
• TVよりもインターネット検索やニュース系アプリを新型コロナウイルスの情報

源として最重視する人々の方が中止と予想する割合が大きい。

- 多くの人々がだいたい信用できると考える人々は、用心するにこしたことはないと思っている人々よりも、中止と予想する割合が少ない（一般的信頼度と呼ばれる）。
- 新型コロナウイルスへの恐怖がある人々は、延期や中止と予想する割合が大きい。
- 東京都や首都圏に住む人々に比べて、他の地域の居住者は、延期や中止と予想する割合が小さい傾向がある（例外は近畿、北陸、北海道）。

（出典：2020年度「新型コロナウイルス流行下における心身の健康状態に関する継続調査」）

この研究結果の最後にある関沢氏の考察は的確です。「印象論かもしれないが、国・地方公共団体・マスメディアは、これまで新型コロナウイルスが恐ろしいものであるという説明を国民に対してすることが多かったように思う。このことは、新型コロナウイルスへの恐怖心の高まりを通じて、人々が感染防止に向けた行動を行う誘因になったかもしれないが、同時に、東京五輪に対する人々の悲観的な予想につながったように見える。

過去の研究によれば、一般的信頼度は安定的なもので、こちらは簡単には変わらないとされる。東京五輪を円滑に開催するためには、多くの人々が抱く新型コロナウイルスへの恐怖心を和らげる何らかの対応が今後必要かもしれない。」

つまり、五輪開催には新型コロナウイルスに対する国民の不安をとりのぞくことが重要だということです。私はこの意見に同感です。人々は、長引く「自粛」によって「コロナうつ」と言われるくらい心が疲弊しています。

前にも述べましたが、新型コロナウイルスをゼロに近づける、いわゆる「ゼロコロナ」というのが、現在の厚生労働省、分科会、日本医師会の方向性です。例えば日本医師会の目指す感染者数は1日100人以下ですが、これは30万人に1人しか風邪にかかってはいけないということで、無茶苦茶な指標設定をしています。

2021年6月になってのワイドショーでも、感染症専門家と言われる医師が、五輪開催の前提条件として「医療に負担をかけない」ことを挙げていましたが、もともと、この程度の感染者数で医療逼迫が起こっていることがおかしいわけです。もっと「負担がかかっても耐えられる医療体制を目指す」のが当然の方向性です。

新型コロナウイルスをゼロにすればすべてが解決し、人々が幸せになるという幻想は極めて危険だと思います。人の動きを止め続ければ、新型コロナウイルス感染症はゼロに近づいていくかもしれませんが、その代償として、人の幸福、社会活動をすべて犠牲にしなければならない状況を生んでしまいます。

今、五輪開催のデメリットはよく議論されますが、五輪開催のメリットや、開催しないことに対するデメリットの議論は少ないように思います。もし、開催しないことによって、何兆円もの負債を国民が負うことになるのであれば、それも示してほしいものです。

そして人々の不安を払拭する正確な情報発信が必要です。新型コロナウイルスが怖いと思っている人たちにとっては、新型コロナウイルスは怖い病気です。それは、がんで身内や友人を亡くした人にとって、がんが恐ろしい病気であることと同じです。そうであれば、実際の新型コロナウイルスがどの程度社会的にインパクトがあるのか、自分がかかったらどれだけ重症化する確率があるのか、ワクチンはどの程度有効なのか、など、現在分かっていることをデータを基にして、政府はもっと強く発信する必要があるのではないでしょうか。

藤井　確かにおっしゃる通りですね。五輪開催への国民的反発は、自粛要請の時は「ゼロコロナ」が必要なんだから自粛シロというロジックだったのに、政府がやりたい五輪についてだけはいきなり「ゼロコロナ」のタテマエを引っ込めて「五輪は大事なんだから、コロナと付き合いながら五輪やろうよ」っていうロジックに変わったところにあるわけです。これはつまり、もともと「ゼロコロナなんて無理に決まってんじゃん。それに自粛なんて大して必要じゃないんだし」っていう、厚労省23人宴会から透けて見えていた政府のホンネが、五輪やりたいっていう流れの中で表に出てきた格好になってるわけです。で、国民は、コロナに対する恐怖心もさることながら、この政府のダブルスタンダードに反発したわけです。

だとしたら、五輪をやるならこれを機にもうこれ以上、政府もダブルスタンダードを止めて「ゼロコロナなんて無理に決まってんじゃん。自粛も大して効果ないんだし」っていうホンネをベースにした合理的な感染症対策に舵を切ってもらいたいと思います。五輪開催の倫理上の是非議論はありますが、どうせやるならこれ以上日本を破壊するような異様なコロナ対策からこれを機に脱却してもらいたいと思います。

木村　和田秀樹氏は「笑うことは免疫を上げるうえで重要」「コロナ禍で、笑ったり、楽しんだりすることはいけないという風潮があり問題」と話されていて、もっともだと思いました。

日本国民の不安が少しでも和らいで、東京五輪が開催されれば、五輪は日本の「コロナうつ」の最大の処方箋となるかもしれません。

おわりに——羅針盤を持たない船

新型コロナウイルスの流行がはじまり、一年半近くが過ぎました。当初は、未知の感染症であり、どれだけの感染者が出て、それに伴いどれだけの死者が出るのか、見当もつきませんでした。中国発の感染症でしたが、不思議と、日本を含め近隣の東アジアではそれほど多くの感染者（正確にはPCR陽性者）が出ることもなかったのですが、欧米の都市では感染は瞬く間に広がって、多数の死者が出ました。

当初、厚生労働省のクラスター対策班から出された推計は、（何も対策を講じなければ）42万人が死亡するというものでした。この推計自体は後になって、合わないことが分かってきました。それは、日本は、欧米諸国と比して、感染者も死亡者も極端に少なかったからです。これは今でも不思議なことで、ファクターXとも呼ばれました。なぜ、日本を含む東アジアの感染者数が少ないのかについては、〝すでに集団免疫を獲得している〟〝生活習慣が違う〟など、様々な仮説があります。しかし、証明されたものはないので、科学の力で明らかにしてほしいものです。

どのような原因があるのかは分からないにしても、日本がニューヨークのようにならないのは明らかになってきました。また、当初は未知の感染症でしたが、このウイルスは、SARS、MERSのような致死性の強いものではなく、むしろ従来型の風邪コロナウイルスに近いものだということが分かってきました。つまり、新しいタイプの風邪コロナウイルスだということです。〝10年経てば通常の風邪になる〟という論文も出されました。新しいタイプの風邪なので、多くの人は免疫を持たず、感染が広がりやすくなります。

2020年10月、WHOは「新型コロナウイルスは、世界人口の10パーセント程度が感染しただろう」と発表しました。日本の人口は約1億3000万人なので、これを当てはめれば、1000万人以上の感染者が出ることになります。ところが、日本のＰＣＲ陽性者数は、21年6月18日現在78万８９８人で、死亡者数の累計は1万４３２０人です。ＰＣＲ陽性者が感染者とイコールではないものの、実際上がってきた数字は、欧米先進国のそれとは大きくかけ離れているものでした。

さらに分かってきたことは、新型コロナウイルスは、多くの人にとっては無症状で、風邪か通常のインフルエンザ程度の致死性ですが、一部の人が重症化するということです。特に、一番危険なのは高齢者で、高齢者が感染すると重症化しやすいことが明らかになりました。この特性は、日本以外のどの国でも同じです。アメリカでも、フランスでも、イギリスでも、中国でも、ロシアでも同様です。

「何を言うんだ。アメリカやイタリアでは、死体が埋葬できないくらい多いだろう！」と思う方もいらっしゃると思います。しかし、若い世代はかかってもほぼ重症化しないし、気が付かないうちに治ってしまう人も多く、高齢者が重症化しやすいという特性は同じなのです。

「それなら、どうしてあんなに多くの人が死ぬんだ！」と反論される声も聞こえてきそうです。それは、「絶対数」と「率」の問題があるからです。

「新型コロナウイルスに感染した人の０・１パーセントが死亡します」というと０・１

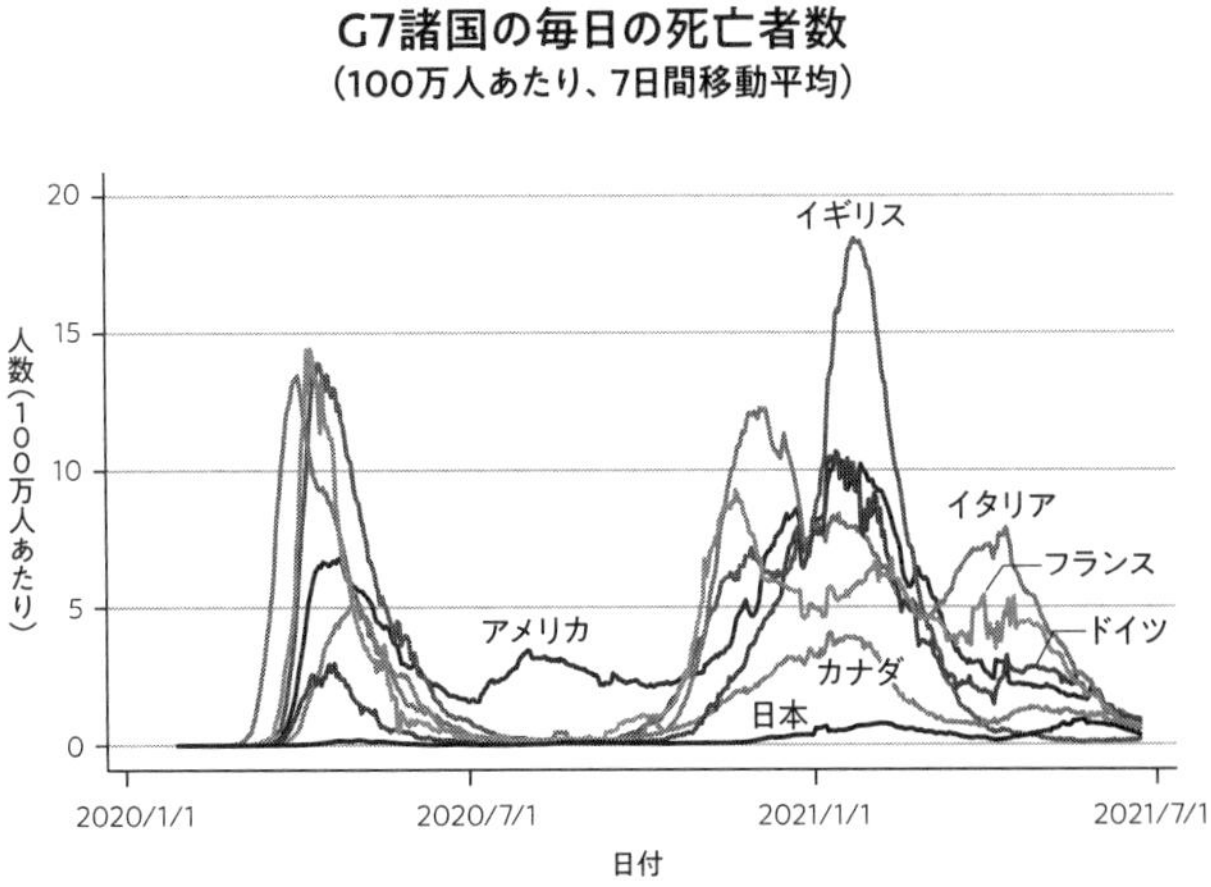

図8　G7諸国の死亡者数（100万人あたり、7日間移動平均）

パーセントという数字から、大したことがない印象を受ける方が多いのではないでしょうか。ところが絶対数で言えば1億人では1000人に1人であっても、1億人では10万人になります。「10万人の死亡者」という数字を見ると、多くが驚き、恐怖を抱くでしょう。これが、絶対数の威力です。

実際、日本の場合は、絶対数が欧米とかけ離れて低かったにもかかわらず、人々は「新型コロナにかかると死んでしまうかもしれない」といった恐怖におののいてきました。海外からは「なぜ日本はこんなに少ない感染者数で大騒ぎしているのか？」という驚きの声が散見されていました。しかし、「新型コロナは怖い」と思っている日本人は、現在でも少なからずいると思います。

本来は、新しいタイプの風邪で、多くの人にとっては無症状で、通常の風邪かインフルエンザ程度であるにもかかわらず、なぜこのような現象が起こるのでしょうか。

それは、データと向き合っていないことに尽きると思います。そのデータとは、毎日の感染者数（ＰＣＲ陽性者数）だけではなく、どのくらいの比率で重症化しやすいか、どんな人が重症化しやすいか、他の疾患と比べてそれほど、重症化する人や死亡する人が多いのか、といった相対的な比較データです。比較対象がなければ、例えば「10」という数字が、何を意味するのか、見た人の主観でいかようにも解釈されます。つまり、ワイドショーのコメンテーターが「怖い数字だ」と言えばそうなってしまうのです。これは適正な報道ではありません。

報道を視聴者の興味を引くように加工するのはよくあることですが、新型コロナウイルスに関しては、経済の落ち込みや、自粛による精神疾患の増加、自殺者の増加などを考えると、それは看過できない大きな問題があると思います。

また、新型コロナウイルス感染症対策分科会や日本医師会が、医療逼迫を避けるあまりに、現実的に無理がある、いわゆる〝ゼロコロナ〟を主張することも、このウイルスの生物学的側面から考えても、そして、社会経済活動への大きな負荷を考えれば、受け入れることは難しいのではないでしょうか。

こうした行き過ぎた報道に対しては、国が現在時点での信頼できる情報を伝え続ける必要があるのだと思います。今正しいと言われていることも、後になって誤りだと分かることがあります。その時は、誤りを正せばよいのだと思います。

最も大切なことは、国が信頼できる情報を国民に積極的に提供し、国民の新型コロナウイルスに対する不安を払拭することです。正しい情報を持たない国は羅針盤を持たない船のようです。コロナ禍での東京五輪は多くの人にとって不安であるとともに希望でもあります。日本が、正しい方向に向かってくれることを願っています。

2021年6月21日

木村　盛世

藤井聡（ふじい・さとし）

1968年生まれ。京都大学大学院工学研究科教授(都市社会工学専攻)。京都大学工学部卒、同大学院修了後、同大学助教授、イエテボリ大学心理学科研究員、東京工業大学助教授、教授等を経て、2009年より現職。また、11年より京都大学レジリエンス実践ユニット長、12年より18年まで安倍内閣・内閣官房参与（防災減災ニューディール担当)、18年よりカールスタッド大学客員教授、ならびに『表現者クライテリオン』編集長。文部科学大臣表彰、日本学術振興会賞等、受賞多数。専門は公共政策論。著書に『「自粛」と「緊縮」で日本は自滅する　菅総理への直言』（ビジネス社)、『令和版 公共事業が日本を救う 「コロナ禍」を乗り越えるために』(扶桑社ＢＯＯＫＳ)、『感染列島強靭化論』（共著、晶文社）など多数。

木村盛世（きむら・もりよ）

医師、作家。筑波大学医学群卒業。米ジョンズホプキンス大学公衆衛生大学院疫学部修士課程修了。同大学でデルタオメガスカラーシップを受賞。米国ＣＤＣ（疾病予防管理センター）プロジェクトコーディネーター、財団法人結核予防会、厚生労働省医系技官を経て、パブリックヘルス協議会理事長。著書に『新型コロナ、本当のところどれだけ問題なのか』（飛鳥新社)、『厚労省と新型インフルエンザ』（講談社現代新書)、『厚生労働省崩壊 「天然痘テロ」に日本が襲われる日』（講談社）など。

ゼロコロナという病

令和3年7月21日　第1刷発行
令和3年8月 2 日　第2刷発行

著　　者　藤井聡　木村盛世
発 行 者　皆川豪志
発 行 所　株式会社産経新聞出版
〒100-8077 東京都千代田区大手町 1-7-2 産経新聞社8階
電話　03-3242-9930　FAX　03-3243-0573
発　　売　日本工業新聞社　電話　03-3243-0571（書籍営業）
印刷・製本　株式会社シナノ
電話　03-5911-3355

ISBN 978-4-8191-1402-8　C0095